センシビリティBOOKS

血液サラサラ！　免疫力アップ！

栄養効果アップの食べ合わせ

［監修］則岡孝子

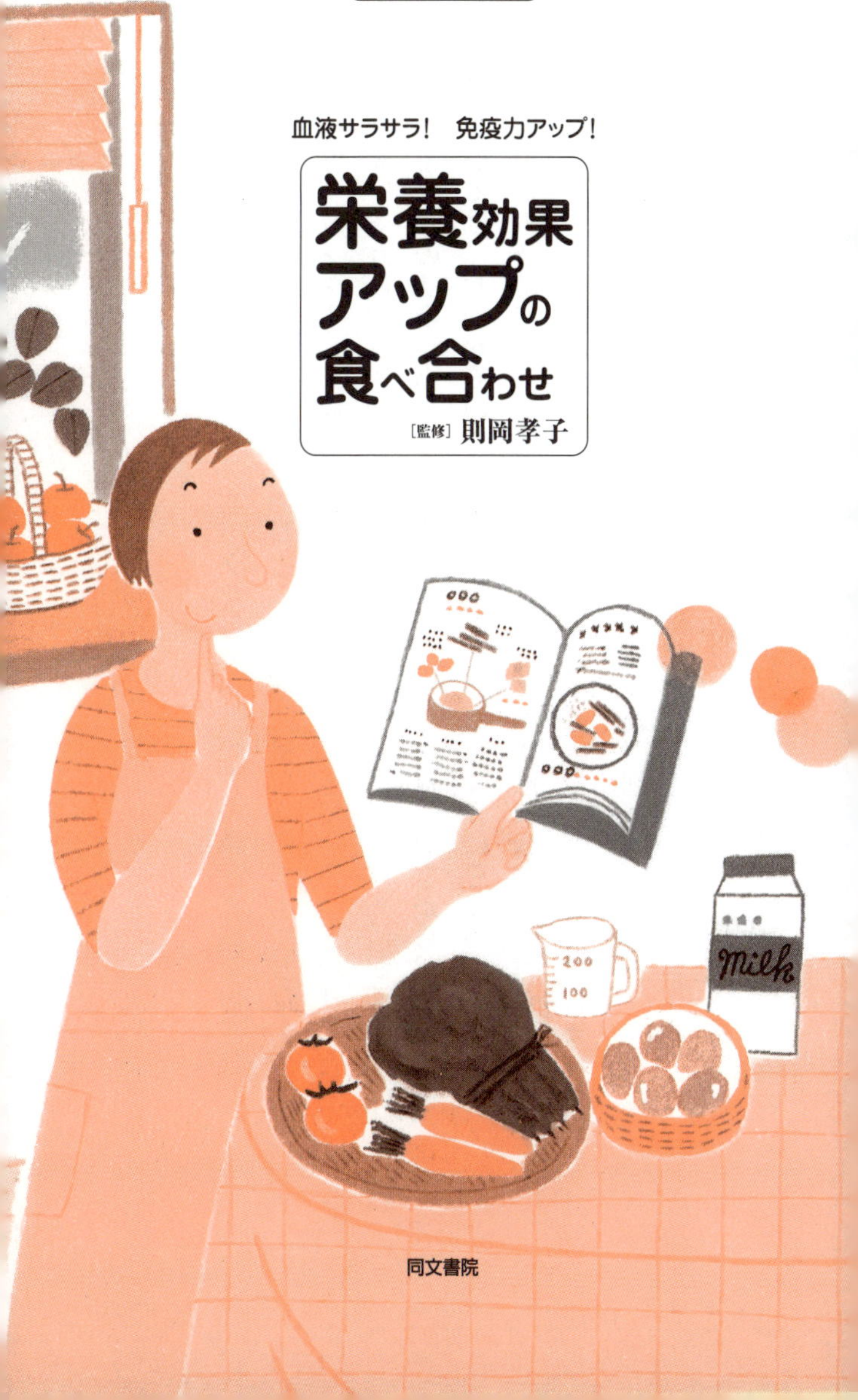

同文書院

はじめに

私は、企業の健康管理室やクリニックなどで一般の方の栄養相談を担当していますが、最近よく感じることのひとつに、断片的であっても、食品の栄養効果やサプリメントの知識を持っている人が増えてきている、ということがあります。それは健康増進、病気の予防・治療に対し、「食生活が深く関与している」との認識が高まったためでしょう。しかし残念ながら、普段の生活のなかでは、せっかくの栄養知識も生きていないように思うのです。

生活習慣病の予防には、栄養を過不足なく、体の状態に合わせてバランスよく摂取していくこと、つまり、人体が必要とする「量」と各食品に含まれる「質」、「食習慣」をしっかり捉えて実践することが重要です。

第１章では、この３項目について疾病別に解説しました。第２章では、「質」を最大限に生かす方法について、食品別に掲載しました。食品の「質」は、食品に含まれる栄養素とその働き、その効果的な食べ方、組み合わせたい食品、選び方、保存法によって異なります。たとえば、食品が含んでいる栄養素によって、吸収を促進する組み合わせと、吸収を阻害する組み合わせがあり、より有効に組み合わせることによって、少量であっても必要な栄養をとることができるので、結果的にはエネルギーの過剰摂取を防ぐことができます。つまり、食材や調味料の組み合わせも考えた食生活を送るということは、健康の維持・増進、疾病治療にも意義あることなのです。また、第3章では、最近新たに注目されている栄養成分、「ファイトケミカル」について、含有食品とその効果についてご紹介しました。

「食べる」ということは楽しいことです。生きがいでもあるでしょう。日々無意識に食べている食品をちょっと意識するだけで、健康増進にもつながります。本書から、より有効な食品の利用方法を考え、実践していただければ、いつまでも健康な楽しい生活を送れるものと信じております。

監修　則岡孝子

Contents

はじめに……2

第1章
病気・症状別　食生活のポイント……13

心筋梗塞・狭心症……14
コレステロールや塩分に注意。
食物繊維はたっぷりと

高血圧……15
適度な運動と塩分控えめな食事で予防と改善を

糖尿病……16
1日の摂取エネルギー量を守ってバランスよく

高脂血症……17
脂質は1日の摂取エネルギーの25％程度に

肥満……18
食べ過ぎを防ぐため、
たっぷりの食物繊維で満腹感を

痛風……19
プリン体を多く含む食品のとり過ぎに注意

脳血管障害（脳卒中）……20
塩分の摂取量に注意して血圧をコントロール

脳血管性痴呆……21
引き金となる脳血管障害を予防する

胃の病気……22
胃液の分泌を抑えて胃の粘膜を守る

肝臓病……**23**
アルコール類は避け、ビタミン・ミネラルを補給

がん……**24**
脂肪、塩分のとり過ぎを避け、
野菜をたっぷり食べる

便秘・下痢……**25**
どちらの症状にも有効なのは水溶性食物繊維

骨粗しょう症……**26**
カルシウムを補給し、
ビタミンDで吸収率をアップ

更年期障害……**27**
体の変化に合わせて食事内容にも工夫を

貧血……**28**
ヘモグロビンの成分となる鉄を十分にとる

かぜ……**29**
エネルギー補給と免疫力アップをはかる

疲労……**30**
ビタミンB群を補って体にエネルギーを供給

冷え性・肩こり……**31**
体を内側から温め、貧血を改善

肌のトラブル……**32**
良質のたんぱく質とビタミンCで
健康な肌をつくる

目の不調（疲れ目）……**33**
ビタミンAで網膜の健康を保つ

不眠症……**34**
カフェインなどを控え、気持ちを安定させる

Contents

第2章

食品別
体によく効く成分と食べ方 ……35

あしたば ……36
●黄色い汁の成分・クマリンが発がんを抑制
◆あしたばのナッツあえ

春菊 ……38
●β-カロテンとビタミンCでがん予防
◆春菊のカルシウムサラダ

にら ……40
●香りのもとが心臓疾患などを予防
◆にらとひき肉のピリ辛炒め

ほうれんそう・小松菜 ……42
●抗酸化作用が高く、カルシウムや鉄も豊富
◆ほうれんそうとあさりのグラタン

かぼちゃ ……44
●がん予防のビタミンと食物繊維たっぷり
◆かぼちゃのサラダ

ピーマン ……46
●ビタミンPがビタミンCの吸収を助ける
◆ピーマンとひじきのじゃこ煮

トマト ……48
●色素成分・リコピンががん予防に効果を発揮
◆トマトとレタスの卵とじ

アスパラガス ……50
●穂先に含まれるルチンが血管を強くする
◆グリーンアスパラの冷しゃぶサラダ

ブロッコリー …… 52
● 豊富なビタミンCが抵抗力を高める
◆ ブロッコリーとあさりのバター蒸し

にんじん …… 54
● 5分の1本で1日分のビタミンAがとれる
◆ にんじんの和風サラダ

キャベツ …… 56
● 胃の粘膜を守って胃の病気を改善
◆ キャベツとツナのレンジ蒸し

れんこん …… 58
● 粘り気に胃を守る有効成分がたっぷり
◆ れんこんとたこのマスタード風味

玉ねぎ・ねぎ …… 60
● ビタミンB_1の吸収率を高めて体力増強
◆ 玉ねぎと豚肉のチリソース炒め

ごぼう …… 62
● たっぷりの食物繊維でがん、糖尿病を防ぐ
◆ ごぼうのごまヨーグルトサラダ

しそ …… 64
● α-リノレン酸が血液をサラサラに
◆ 赤じそジュース

しょうが …… 66
● 辛味成分が動脈硬化やがんを予防
◆ かじきのしょうがソース

にんにく …… 68
● 強い殺菌作用と発がん抑制作用をもつ
◆ にんにくの青じそ揚げ

やまのいも …… 70
● 胃腸にやさしい消化酵素を豊富に含む
◆ やまのいもと水菜の納豆あえ

Contents

こんにゃく……72
●たっぷりの食物繊維が腸をきれいに
◆こんにゃくとわかめのマーボー炒め

さつまいも……74
●熱に強いビタミンCと食物繊維の宝庫
◆さつまいもとチーズのサラダ

さといも……76
●ぬめりの成分が胃を守り、脳を活性化
◆さといもといかの煮物

豆腐……78
●さまざまな栄養をバランスよく含む
◆ひじきとさけ缶の白あえ

納豆……80
●ナットウキナーゼが血栓を予防する
◆納豆とオクラのキムチあえ

ごま……82
●ゴマリグナンが老化を防いで肝機能を強化
◆小松菜のごまよごし

きのこ類……84
●ビタミンB群、Dのほか、特有成分も
◆きのことさんまのサラダ

いちご……86
●10粒で1日分のビタミンCがとれる
◆いちごのヨーグルトゼリー

アボカド……88
●植物性の脂質がコレステロールを下げる
◆アボカドとまぐろのあえ物

柑橘類……90
●免疫力アップや血圧のコントロールに有効
◆白身魚のレモンみそ風味グリル

キウイフルーツ……92
●1個でビタミンC所要量の半分以上を満たす
◆キウイとトマトのサラダ

バナナ……94
●消化吸収にすぐれた手軽なエネルギー源
◆バナナとミルクのデザート

りんご……96
●豊富な食物繊維が動脈硬化や高血圧を予防
◆りんごとさつまいものスープ

あじ……98
●脳の活性化に役立つＤＨＡがたっぷり
◆あじのグレープフルーツサラダ

まぐろ……100
●痴呆を防ぎ、血液サラサラ効果も
◆まぐろのチーズ焼き

かつお……102
●たんぱく質&ビタミンB群、Ｄがたっぷり
◆かつおのエスニックサラダ

さけ……104
●赤い身に含まれる色素ががんを予防
◆さけとチーズのトマト煮

たら……106
●消化吸収にすぐれ、低エネルギー
◆たらとかぶのグラタン

うなぎ……108
●夏バテ防止に効果的なスタミナ食
◆う巻き風卵焼き

あさり……110
●動脈硬化や貧血の予防・改善に
◆あさりと野菜の香り炒め

Contents

かき……112

●肝機能を高めてくれる「海のミルク」

◆かきと厚揚げのみそ炒め

いか……114

●いかすみにはがんを防ぐ作用も

◆いかとモロヘイヤのごま酢あえ

えび……116

●殻にも有効成分がぎっしり

◆えびのハーブ炒め

こんぶ……118

●ぬめり成分が健康づくりに役立つ

◆こんぶとさけのつくね

ひじき……120

●丈夫な骨づくりと貧血予防のために

◆ひじきとセロリのナムル

牛肉……122

●たんぱく質の吸収&利用効率が高い

◆牛肉とほうれんそうの酒鍋

豚肉……124

●豊富なビタミンB群が疲労回復に効果を発揮

◆豚肉とかぼちゃのオイスターソース炒め

鶏肉……126

●高たんぱく・低エネルギーのヘルシー食材

◆鶏肉のオレンジソース

卵（鶏卵）……128

●たんぱく源として、1日1個

◆卵と野菜のカレースープ煮

牛乳……130

●吸収率の高いカルシウムが骨を元気に

◆トマトシェイク

酢……132
●有機酸のパワーで疲労回復
◆酢大豆
緑茶・紅茶……134
●苦味の成分が生活習慣病を予防

第3章
注目のファイトケミカル……135

ファイトケミカルとは？……136
抗酸化成分があなたを生活習慣病から守る
ルテオリン……138
●アレルギー症状を緩和する
カテキン……139
●強い抗酸化力&殺菌力が特長
アントシアニン……140
●疲れ目をいやし、高血圧を予防
イソフラボン……141
●女性ホルモンに似た働きをする
フラバノン……142
●高血圧予防や肥満防止に
リグナン……143
●肝機能強化&がん、動脈硬化を予防
含硫化合物（システインスルホキシド）……144
●免疫力を高めてがんを防ぐ
含硫化合物（イソチオシアネート）……145
●がんや胃の病気の予防に有効

Contents

ルテイン……146
●目の健康維持に欠かせない

リコピン……147
●抗酸化力はビタミンEの約100倍

グルカン……148
●免疫システムを正常化してがんに対抗

フコイダン……149
●ヌルヌル成分が胃を健康に

ペクチン……150
●動脈硬化やがん対策に

ジンゲロール……151
●多機能なしょうがの辛味成分

タウリン……152
●血圧やコレステロール値を調整する

サポニン……153
●生活習慣病予防と肝機能改善に

クルクミン……154
●がんや肝臓障害、動脈硬化を防ぐ

カプサイシン……155
●肥満予防のほかにも効果はいろいろ

索引

STAFF

レシピ作成●則岡孝子（横浜創英短期大学教授・管理栄養士）

文●野口久美子

カバー・本文イラスト●めぐろみよ

装丁・本文デザイン●清原一隆

編集担当●篠原要子

第1章

病気・症状別
食生活のポイント

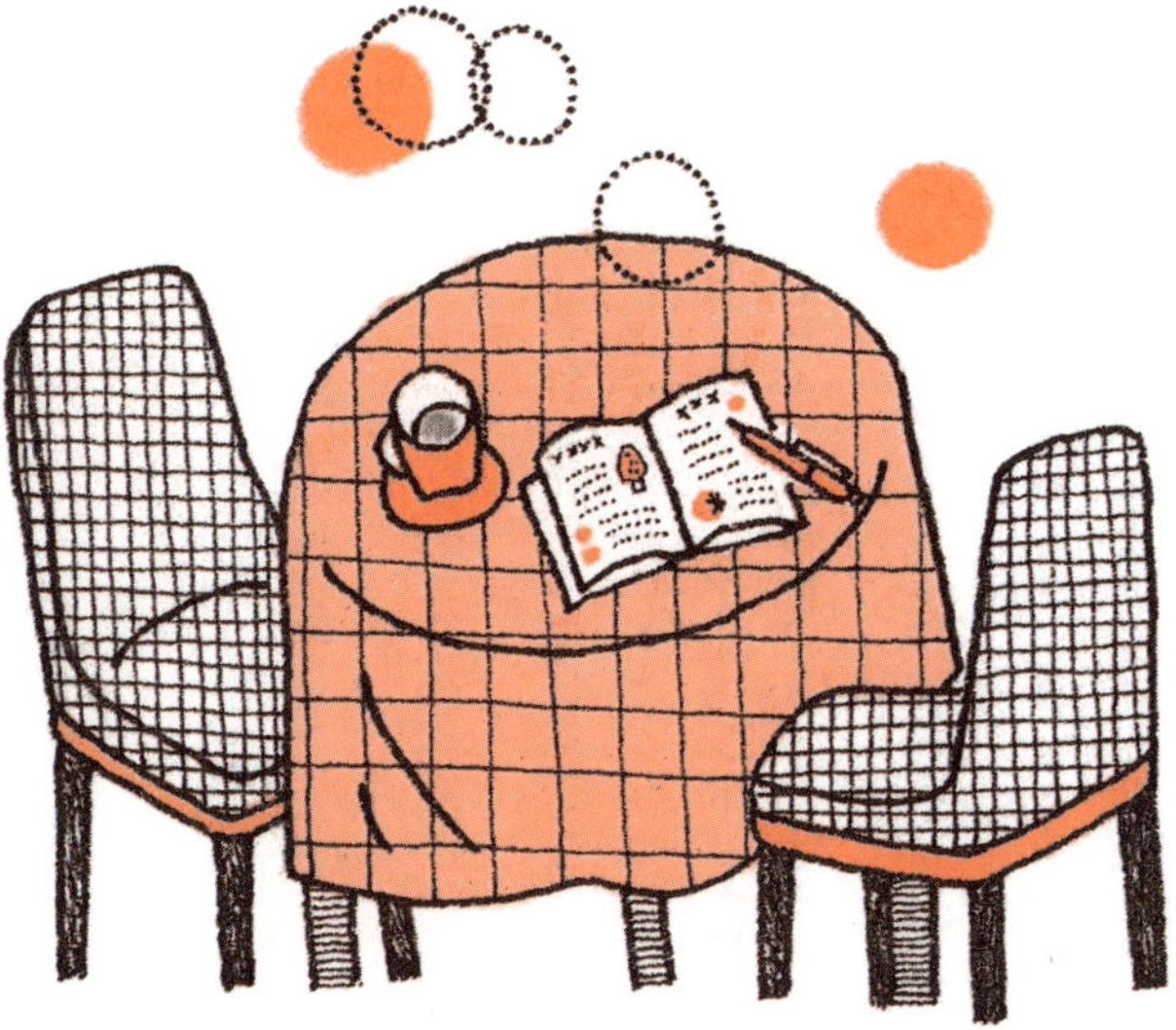

心筋梗塞・狭心症

▼コレステロールや塩分に注意。食物繊維はたっぷりと

食事のポイント

心筋梗塞や狭心症は、心臓の筋肉（心筋）に酸素や栄養を送る冠動脈に動脈硬化が起こり、心筋が酸素不足になるために発症します。動脈を健康な状態に保つには、まず、コレステロールや飽和脂肪酸の多い肉類、卵を控えること。たんぱく質や脂質はできるだけ魚や豆類からとるようにします。塩分は１日10ｇ以下に。過剰な塩分は血圧を上げ、動脈硬化を進行させる原因となるからです。反対に、コレステロールを減少させる食物繊維、ビタミン、ミネラルは日頃からたっぷりとることを心掛けましょう。

効果的な栄養素と食品

水溶性食物繊維（海藻類、モロヘイヤ、きくらげ）
ビタミンＣ（いちご、ブロッコリー）
ビタミンＥ（アーモンド、かぼちゃ）
ＩＰＡ（いわし、さば、はまち）

控えめにしたい食品

卵黄などコレステロールを多く含む食品、バターや肉類など飽和脂肪酸を多く含む食品

高血圧

▼適度な運動と塩分控えめな食事で予防と改善を

食事のポイント

高血圧とは収縮期（最大）血圧が１４０㎜Hg、拡張期（最小）血圧が90㎜Hg以上の状態を指します。血圧を正常に保つうえでもっとも大切なのは、塩分をとり過ぎないこと。血圧が高めなら、１日の摂取量は７g以下に抑えます。食材自体に塩分が含まれていることもあるので、調味料として使う食塩は１日４gを目安にしましょう。積極的にとりたいのはナトリウム（塩分）の排泄を促すカリウムのほか、カルシウム、食物繊維、たんぱく質などです。

効果的な栄養素と食品

カリウム（こんぶ、アボカド、さといも）
カルシウム（牛乳、小魚、干しえび）
マグネシウム（アーモンド、大豆、玄米）
水溶性食物繊維（海藻類、モロヘイヤ、きくらげ）
タウリン（たこ、いか、あさり）

控えめにしたい食品

魚の干物など塩蔵品、練り製品、卵黄などコレステロールを多く含む食品、脂質を多く含む食品、アルコール類

糖尿病

▼1日の摂取エネルギー量を守ってバランスよく

食事のポイント

インスリンの分泌異常などのために血糖値が高くなり、さまざまな合併症を引き起こすのが糖尿病。血糖値のコントロールのためには食事療法が欠かせません。基本は、年齢や身長、仕事量から適正なエネルギー量を決め、それ以上に食べ過ぎないこと。また、たんぱく質、脂質、糖質をバランスよくとることも大切です。血糖値の上昇を抑える働きのあるタウリンやギムネマ酸、食物繊維などは、日頃から意識してとりたい栄養素です。

効果的な栄養素と食品

ギムネマ酸（ギムネマ茶）
タウリン（たこ、いか、あさり）
食物繊維（玄米、さつまいも、こんぶ）
IPA（いわし、さば、はまち）
γ-リノレン酸（しそ油、わかめ、こんぶ）

控えめにしたい食品

パンなど血糖値を上昇させる糖質を多く含む食品、動脈硬化などの原因となるコレステロールや飽和脂肪酸を含む食品、アルコール

高脂血症

▼脂質は1日の摂取エネルギーの25%程度に

食事のポイント

高脂血症とは、血液中の脂質が増え過ぎた状態のこと。毎日の食事に注意して、コレステロール値や中性脂肪値を正常な範囲まで下げる必要があります。もっとも注意したいのは脂質のとり過ぎ。1日の摂取エネルギーのうち、脂質の割合は25%ぐらいにとどめます。肉類の脂肪はコレステロールが増えるので、おもに魚や植物油からとるようにしましょう。また、自分に必要なエネルギー量を知り、それ以上に食べ過ぎないことも大切です。

効果的な栄養素と食品

キチン・キトサン（えび・かにの殻、きのこ類）
グリシニン（大豆、大豆製品）
IPA（いわし、さば、はまち）
β-カロテン（モロヘイヤ、にんじん、春菊）
食物繊維（玄米、さつまいも、こんぶ）

控えめにしたい食品

砂糖・清涼飲料水など中性脂肪を増やす糖質の多い食品、飽和脂肪酸の多い肉類やコレステロールを多く含む卵など、過量のアルコール

肥満

▼食べ過ぎを防ぐため、たっぷりの食物繊維で満腹感を

食事のポイント

体に脂肪が付き過ぎると、さまざまな生活習慣病を起こしやすくなります。一般に、身長から算出する標準体重を20%以上オーバーすると肥満と判定されます。

やせるためにもっとも有効なのは、摂取エネルギーの制限。ただし、体に負担をかけないよう、たんぱく質、脂質、糖質はバランスよくとる必要があります。糖質の代謝を高めるビタミン、ミネラル類も十分にとりましょう。また、食物繊維はダイエットの強い味方。胃の中に長くとどまるため、低エネルギーでありながら満腹感を与えてくれます。

効果的な栄養素と食品

食物繊維（玄米、さつまいも、こんぶ）
カルシウム（牛乳、小魚、ひじき）
カプサイシン（とうがらし）
ギムネマ酸（ギムネマ茶）

控えめにしたい食品

ごはんなど炭水化物、砂糖やアルコールなど高エネルギーの食品、肉類などの動物性脂肪

痛風

▼プリン体を多く含む食品のとり過ぎに注意

食事のポイント

新陳代謝の過程で、体内にプリン体という物質が生まれます。プリン体を肝臓で分解する時にできる老廃物が尿酸。痛風とは、血液中の尿酸が異常に増えるために起こる病気です。まずは、尿酸の材料となるプリン体を含む食品をとり過ぎないように注意。食べ過ぎを避け、適正体重を保つことも大切です。

また、尿酸はアルカリ性に溶けやすいため、尿をアルカリ性に傾ける作用のあるカリウム、ナトリウムをしっかりとりましょう。尿量を増やして尿酸の排泄を促すため、十分な水分補給も欠かせません。

効果的な栄養素と食品

カリウム（こんぶ、アボカド、さといも）
ナトリウム（ボンレスハム、梅干）

控えめにしたい食品

かつお・あんきも・まいわしなどプリン体を多く含む食品、尿酸の排泄を阻害するアルコール（とくにビールはプリン体の含有量も多いので要注意）

脳血管障害（脳卒中）

▼塩分の摂取量に注意して血圧をコントロール

食事のポイント

脳血管障害は、脳の血管で動脈硬化などが起こるために発症します。動脈が破れて出血する脳出血やくも膜下出血と、動脈が詰まって血液の循環が妨げられる脳梗塞に分けられます。どちらの場合も、血圧のコントロールがもっとも大切。日頃から塩分控えめの食事を心掛けましょう。また、血液中に脂質が多いと脳梗塞の危険性が高まります。脂質の多い肉類や高コレステロールの食品のとり過ぎにも注意しましょう。

効果的な栄養素と食品

ＩＰＡ、ＤＨＡ（いわし、さば、はまち）
ＣＰＰ（牛乳、乳製品）
タウリン（たこ、いか、貝類）
カリウム（こんぶ、アボカド、さといも）
食物繊維（玄米、さつまいも、こんぶ）

控えめにしたい食品

魚の干物や塩蔵品など塩分を多く含む食品、卵黄やうなぎなどコレステロールを多く含む食品、脂質を多く含む食品

脳血管性痴呆

▼引き金となる脳血管障害を予防する

食事のポイント

脳血管障害をきっかけに神経細胞等の機能が損なわれ、いわゆる「ぼけ」状態になる病気です。進行を防いだり、発症を予防したりするためには、脳血管障害を起こさないようにすることが第一。塩分の摂取量を制限して血圧の上昇を防ぎ、脂質やコレステロールのとり過ぎにも気をつけます。発症後の症状改善のためには、記憶能力などによい影響を与えるといわれているコリンやＤＨＡなどをとるようにするのもよいでしょう。

効果的な栄養素と食品

ＩＰＡ、ＤＨＡ（いわし、さば、はまち）
コリン（豚肉、鶏卵、大豆）
ビタミンＥ（アーモンド、かぼちゃ、植物油）
ビタミンＣ（いちご、みかん、ブロッコリー）
カテキン（緑茶）

控えめにしたい食品

魚の干物や塩蔵品など塩分を多く含む食品、卵黄やうなぎなどコレステロールを多く含む食品、脂質を多く含む食品

胃の病気

▼胃液の分泌を抑えて胃の粘膜を守る

食事のポイント

胃の痛みや不快感を伴う病気には、胃の粘膜に炎症が起こる胃炎、粘膜の下の組織まで傷つく胃・十二指腸潰瘍などがあります。こうした症状は、ストレスやピロリ菌の感染などにより、胃液で胃の粘膜が自己消化されるために生じます。予防・改善のためには、胃液の分泌を活発にするアルコールやカフェイン、甘い菓子類、塩分の多い食品などを控え、粘膜を守ることが大切。食事は消化のよい食品を中心にし、胃液の濃度を薄める牛乳・乳製品などを多くとるようにします。

効果的な栄養素と食品

ビタミンA（うなぎ、鶏などのレバー）
ビタミンE（アーモンド、かぼちゃ、植物油）
カテキン（緑茶）
ビタミンU（キャベツ、レタス、セロリ）

控えめにしたい食品

塩分を多く含む食品、不溶性食物繊維を多く含む食品、アルコール・カフェイン・香辛料・柑橘類など刺激の強い食品

肝臓病

▼アルコール類は避け、ビタミン・ミネラルを補給

食事のポイント

肝臓の病気で注意したいのは、肝臓に脂肪がたまる脂肪肝や、急性・慢性のウイルス性肝炎、肝硬変など。脂肪肝の場合はエネルギーをとり過ぎないように食事制限をしますが、そのほかの場合は十分な栄養をとる必要があります。

いずれの場合も、肝臓に負担をかけるアルコール類は禁止。緑黄色野菜などから肝機能を回復させるビタミン、ミネラルをたっぷり補給し、肉類、魚介類、大豆など良質のたんぱく質をとって肝細胞の修復を促しましょう。

効果的な栄養素と食品

タウリン（たこ、いか、貝類）
ビタミンC（いちご、ブロッコリー）
カテキン（緑茶）
グルタチオン（牛レバー、ほうれんそう）
クルクミン（カレー粉、ウコン茶）
コリン（豚肉、鶏卵、大豆）

控えめにしたい食品

肝臓に負担をかけるアルコール類

がん

▼脂肪、塩分のとり過ぎを避け、野菜をたっぷり食べる

食事のポイント

突然変異を起こした細胞が増殖していくがんは、あらゆるところに発症します。原因はさまざまですが、禁煙と食生活の改善で70〜80％のがんを防げるともいわれています。

とり過ぎに気をつけたいのは、脂肪と塩分です。アルコールやカフェインもほどほどに。魚や肉の焦げた部分やかびの生えた食品、極端に熱いものも避けましょう。1日に最低でも350gは野菜を食べ、ビタミン、ミネラルや食物繊維をたっぷり補給します。

効果的な栄養素と食品

食物繊維（玄米、さつまいも、こんぶ）
ビタミンA（うなぎ、鶏などのレバー）
ビタミンC（いちご、ブロッコリー）
ビタミンD（紅ざけ、まいわし、さんま）
β-グルカン（干ししいたけ、まいたけ）

控えめにしたい食品

塩分を多く含む食品、脂質を多く含む食品、肉や魚の焦げた部分、かびの生えた食品、過量のアルコールやカフェイン

便秘・下痢

▼どちらの症状にも有効なのは水溶性食物繊維

食事のポイント

便秘には弛緩性、習慣性、けいれん性の3つのタイプがあります。下痢は腸炎などが原因となるケースもありますが、一般に「下痢をしやすい」という場合、自律神経の失調によって下痢と便秘を繰り返す「過敏性腸症候群」であることが多いようです。弛緩性、習慣性便秘の場合は食物繊維を十分にとり、朝、冷たい水などを飲んで腸を刺激します。反対に、けいれん性便秘や下痢の場合は、不溶性食物繊維や冷たい飲み物は避けましょう。

効果的な栄養素と食品

水溶性食物繊維（海藻類、モロヘイヤ）
ビフィズス菌（ビフィズス菌入りヨーグルト）
・弛緩性、習慣性便秘の場合
不溶性食物繊維（大豆、干し柿、ごぼう）
ビタミンC（いちご、ブロッコリー）

控えめにしたい食品

けいれん性便秘や下痢の場合：不溶性食物繊維を多く含む食品、冷たい飲み物など刺激の強いもの、柑橘類などクエン酸を含む食品

骨粗しょう症

▼カルシウムを補給し、ビタミンDで吸収率をアップ

食事のポイント

骨にすが入ってスカスカになり、もろくなった状態を骨粗しょう症といいます。予防・改善には、適度な運動に加え、食事にも気を配る必要があります。もっとも大切なのは、骨の材料となるカルシウムをとること。カルシウムの吸収を助けるビタミンDやたんぱく質、骨からカルシウムが溶け出すのを防ぐイソフラボンなどもしっかりとりたい栄養素です。カルシウムの吸収を妨げるリンを含む食品添加物や塩分のとり過ぎにも注意します。

効果的な栄養素と食品

カルシウム（牛乳、小魚、ひじき）
ビタミンD（紅ざけ、まいわし、さんま）
CPP（牛乳、乳製品）
イソフラボン（枝豆・大豆、大豆製品）
ビタミンK（納豆、あしたば）

控えめにしたい食品

リンを多く含むインスタント食品などの加工食品、塩分を多く含む食品、過量のアルコールや食物繊維

更年期障害

▼体の変化に合わせて食事内容にも工夫を

食事のポイント

閉経前後の数年間を更年期といい、女性ホルモンのバランスがくずれるため、さまざまな不調があらわれることがあります。更年期に急激に減少するエストロゲン（女性ホルモンの一種）には、コレステロールを減少させたり、骨粗しょう症を抑制したりする働きがあります。そのため、更年期以降はコレステロールや脂質、塩分を控えた食事を心掛ける必要があります。女性ホルモンに似た働きをするイソフラボンや、老化防止に役立つビタミンEなどを積極的にとり、更年期を上手に乗り切りましょう。

効果的な栄養素と食品

イソフラボン（枝豆・大豆、大豆製品）
ビタミンE（アーモンド、かぼちゃ）
ビタミンB_1（豚肉、うなぎ、落花生）
カルシウム（牛乳、小魚、ひじき）

控えめにしたい食品

冷たい飲み物など体を冷やす食品、卵黄や肉類などコレステロールや脂質を多く含む食品

貧血

▼ヘモグロビンの成分となる鉄を十分にとる

食事のポイント

貧血は、赤血球に含まれるヘモグロビンが減少して体が酸欠状態になるために起こります。もっとも多いのが、ヘモグロビンの材料となる鉄が不足している鉄欠乏性貧血です。

鉄は体内で合成されないため、すべて食べ物からとらなければなりません。とくに女性は月経時の出血で鉄を失うため、食事から十分に補給する必要があります。鉄とともにヘモグロビンをつくるたんぱく質のほか、鉄の吸収を助ける酢やビタミンCも積極的にとりましょう。鍋などの調理器具を鉄製のものにするのもよい方法です。

効果的な栄養素と食品

鉄（あさり、豚などのレバー、ひじき）

ビタミンB_{12}（しじみ、赤貝、かき）

葉酸（レバー、ほうれんそう、春菊）

ビタミンC（いちご、ブロッコリー）

控えめにしたい食品

コーヒー・緑茶・紅茶など鉄の吸収を妨げるタンニンを多く含む食品

かぜ

▼エネルギー補給と免疫力アップをはかる

食事のポイント

ウイルス感染によって起こるかぜの症状は、鼻水、せき、発熱などさまざま。かぜをひくと基礎代謝（人間が生きていくのに最低限必要なエネルギー）が増加するため、エネルギーを補給することが第一。消化機能が弱まるので、脂肪や食物繊維の多いものは避け、たんぱく質が豊富で消化のよいものを食べるようにします。熱が出るとたんぱく質、ビタミン、ミネラルの消費量が増えるため、これらの栄養素もたっぷりとりましょう。

効果的な栄養素と食品

ビタミンA（うなぎ、鶏などのレバー）
β-カロテン（モロヘイヤ、にんじん、小松菜）
ビタミンB群（豚肉、うなぎ、落花生）
ビタミンC（いちご、ブロッコリー）
レクチン（じゃがいも、豆類）
シスタチン（鶏卵、米、牛乳）

控えめにしたい食品

胃腸に負担をかける脂質の多い食品、食物繊維を多く含む食品

疲労

▼ビタミンB群を補って体にエネルギーを供給

食事のポイント

疲労は、肉体疲労と精神疲労の2種類に分けられます。肉体疲労の場合は、糖質や老廃物の代謝をスムーズにするのがポイント。代謝をアップするビタミンB群のほか、血行をよくする香辛料、体内ですぐにエネルギーにかわるブドウ糖、酸素を供給する働きのある鉄などがおすすめです。精神疲労の場合は、抗ストレス作用のあるビタミンCが効果的。同時に、ストレスによって失われやすいカルシウムもしっかり補給しておきましょう。

効果的な栄養素と食品

ビタミンB群（豚肉、うなぎ、落花生）
ビタミンC（いちご、ブロッコリー）
カルシウム（牛乳、小魚、ひじき）
鉄（あさり、豚などのレバー、ひじき）
ブドウ糖（はちみつ、果物）

控えめにしたい食品

胃腸が弱って調子が悪い場合：消化する際胃腸に負担をかける脂質や不溶性食物繊維を多く含む食品

冷え性・肩こり

▼体を内側から温め、貧血を改善

食事のポイント

血液の循環が悪くなると、手足の先が冷える、肩や首筋がこる、といった症状があらわれます。血行をスムーズにするには、ふだんから冷たい飲み物などは避け、体を温める食事を心掛けることが大切です。血行を改善するビタミンEのほか、末しょう神経の働きを活発にするビタミンB_1やC、糖質の代謝を活発にして体にエネルギーを与えるビタミンB群などをしっかりとりましょう。貧血が原因の冷えも考えられるので、鉄も十分に補給します。しょうがや唐辛子、こしょうなどの香辛料にも体を温める働きがあります。

効果的な栄養素と食品

ビタミンB群（豚肉、うなぎ、落花生）
ビタミンC（いちご、ブロッコリー）
ビタミンE（アーモンド、かぼちゃ）
鉄（あさり、豚などのレバー、牛肉赤身）

控えめにしたい食品

冷たい飲み物やうり類などの生野菜・果物など体を冷やす食品

肌のトラブル

▼良質のたんぱく質とビタミンCで健康な肌をつくる

食事のポイント

きれいな肌をつくるためには、体を健康に保ち、皮膚の新陳代謝を活発にすることが大切です。皮膚組織の約70％は、たんぱく質の一種であるコラーゲンで構成されています。はりのある肌を保つには、まずコラーゲンの材料となる良質のたんぱく質と、コラーゲンの合成を促すビタミンＣを十分にとること。ビタミンＣにはこのほか、しみを予防し、免疫力を高める働きもあります。肌の新陳代謝を活発にするビタミンＡや老化防止作用のあるビタミンＥなども有効。便秘を防ぐ食物繊維もしっかりとりましょう。

効果的な栄養素と食品

ビタミンＡ（うなぎ、鶏などのレバー、春菊）
ビタミンＣ（いちご、ブロッコリー）
ビタミンＥ（アーモンド、かぼちゃ）
食物繊維（玄米、さつまいも、こんぶ）

控えめにしたい食品

リノール酸など不飽和脂肪酸を多く含む食品、糖質や脂質を多く含む食品

目の不調（疲れ目）

▼ビタミンAで網膜の健康を保つ

食事のポイント

目の不調に効果があるのは、「目のビタミン」の別名をもつビタミンAです。これは、網膜で光を感じるロドプシンという物質の合成にビタミンAが欠かせないため。体内で必要な分だけビタミンAに変わるβ-カロテンの形でとっても同様の効果があります。このほか、視神経の働きを高めるビタミンB群、目の粘膜をつくり、老化を防ぐビタミンCとEなども大切な栄養素。また、ブルーベリーなどに含まれるアントシアニンには、疲れ目の改善のほか、視力をアップさせる効果もあるといわれています。

効果的な栄養素と食品

ビタミンA（うなぎ、鶏などのレバー、春菊）
β-カロテン（モロヘイヤ、にんじん）
ビタミンC（いちご、ブロッコリー）
ビタミンB群（豚肉、うなぎ、落花生）
アントシアニン（ブルーベリー、しそ）

控えめにしたい食品

眼圧を上げるアルコール

不眠症

▼カフェインなどを控え、気持ちを安定させる

食事のポイント

不眠の原因はさまざまですが、なかでも多いのがストレスによる不眠。布団の中で早く眠ろうと焦ったり、いやなことを考えたりするために眠れなくなるものです。気持ちよく寝付くためには、寝る前のカフェインやアルコールを控えること。精神安定作用のあるカルシウムやビタミンB_6をとるのも有効です。また、眠気を誘うホルモンの材料となるトリプトファンや、抗ストレス作用の高いビタミンCを含む食品なども活用してみましょう。

効果的な栄養素と食品

カルシウム（牛乳、小魚、干しえび）
ビタミンB_6（かつお、かたくちいわし）
ビタミンB_{12}（しじみ、赤貝、かき）
ビタミンC（いちご、ブロッコリー、菜の花）
トリプトファン（凍り豆腐、かつお節）
食物繊維（玄米、さつまいも、こんぶ）

控えめにしたい食品

神経を興奮させるコーヒーなどのカフェイン飲料、深い眠りを妨げるアルコール

第2章

食品別
体によく効く成分と食べ方

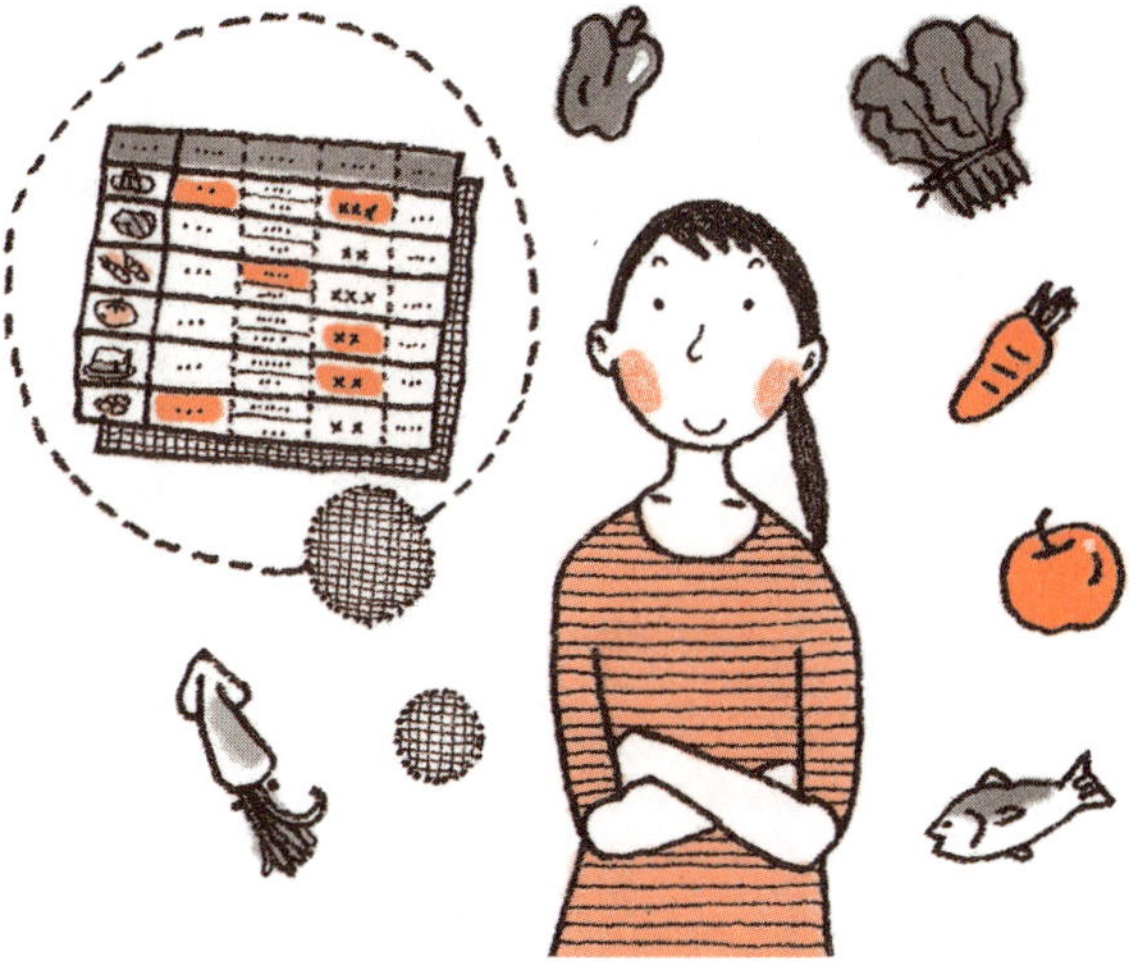

●レシピにあるエネルギー・食塩量は１人分当たりの数値です

●エネルギー量表示の見方

100g
95kcal
→ 可食部100ｇ当たりのエネルギー量

1尾(25g)
10kcal
→ 目安量または１回量当たりの総重量とエネルギー量

可食部11g
→ 目安量または１回量の可食量

※大正えびの場合

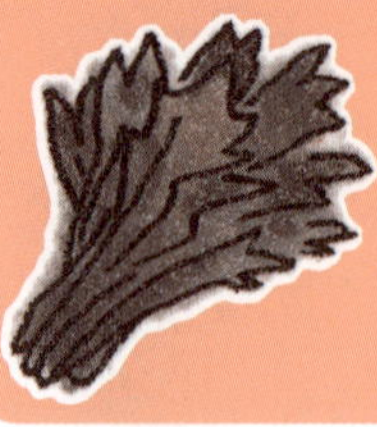

あしたば

黄色い汁の成分・クマリンが発がんを抑制

100g
33kcal

3～4本(80g)
26kcal

可食部78g

予防・改善

がん
高血圧
心臓病
便秘
など

おもな栄養素

β-カロテン
ビタミンC
カリウム
ビタミンK
クマリン
など

栄養素と働き

β-カロテン、ビタミンC、Eのほか、カリウムや食物繊維も豊富。がん、高血圧、心臓病などの予防に効果があります。葉や茎を切ると粘り気のある黄色い汁が出ますが、この汁に含まれるクマリンやカルコンには、発がん作用の抑制をはじめ、血行促進、胃酸の分泌のコントロールなどの働きがあります。また、加齢による血圧の上昇を抑制するニコチアナミンという成分も含まれています。

効果的な食べ方

ニコチアナミンの降圧作用は加熱したほうが増すといわれています。油で軽く炒めれば、β-カロテンの吸収率も高まって一石二鳥。ゆでて水にさらす場合は、ビタミンCの損失を防ぐため手早く行いましょう。

●組み合わせたい食品

植物油やナッツなど、ビタミンEを多く含む食品と組み合わせると抗酸化作用が増し、がん予防効果がアップします。また、肉類や魚介類など良質のたんぱく質と一緒にとるのもおすすめ。コラーゲンの生成が進み、肌や血管を健康に保つのに役立ちます。整腸作用を高めたいなら、食物繊維をさらに増やすきのこ類を加えて調理しましょう。

●選び方・保存方法

茎があまり太くなく、葉の色が明るい緑色のものを選びます。切り口や葉先が変色しているのは古い証拠。保存する時は根元を濡れた紙で包んでポリ袋に入れ、野菜室へ。

あしたばのナッツあえ　96Kcal　食塩1.2g

がん、高血圧の予防・改善におすすめ！

材料（2人分）

あしたば 100g、しょうゆ 小さじ1/2、ピーナッツ 大さじ1、焼きのり 1/2枚、Ⓐ[だし汁 大さじ2、しょうゆ 小さじ2]、サラダ油 小さじ1

作り方

①あしたばは塩（分量外）を加えた湯でさっとゆでてしょうゆをまぶしておく。軽く水気を絞り、4cm長さに切る。

②ピーナッツは適当な大きさに刻み、焼きのりは食べやすい大きさにちぎる。

③❶、❷を合わせてⒶであえ、仕上げにサラダ油をかける。

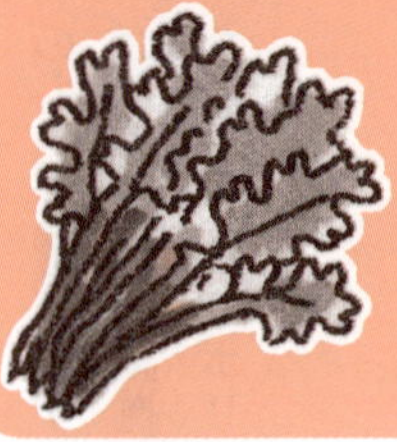

春菊

β-カロテンとビタミンCでがん予防

100g
22kcal
1束(200g)
44kcal
可食部198g

予防・改善

がん
動脈硬化
高血圧
便秘
骨粗しょう症
など

おもな栄養素

β-カロテン
ビタミンC
カリウム
カルシウム
クロロフィル
など

●栄養素と働き

注目したいのは、β-カロテンとビタミンC。β-カロテンは体内で必要な分だけビタミンAに変わり、体の抵抗力を高めます。さらにビタミンCとの相乗効果で体に悪影響を及ぼす活性酸素を抑制。老化防止や動脈硬化、がん予防などに効果を発揮します。コレステロールを減少させるクロロフィルや、ナトリウムを排出して血圧を下げるカリウムも豊富です。

●効果的な食べ方

ビタミンCは熱によってこわれやすく、水にも溶けやすいので、加熱や水にさらす時間を短くするのがポイントです。あくの少ない柔らかい葉の部分は、生でサラダにするのもおすすめ。β-カロテンは油と一緒にとると吸収率がアップするため、油を使ったドレッシングを添えるとよいでしょう。

●組み合わせたい食品

ビタミンEが豊富な大豆製品やナッツ類、植物油と一緒にとると、相乗効果でβ-カロテン、ビタミンCの抗酸化作用がいっそうアップします。カルシウムを効率よく吸収するには、ビタミンDが豊富な干ししいたけやきくらげなどと組み合わせるのが正解。また脂肪の代謝を助けるビタミンB_2も含んでいるので、肉料理などに加えてもよいでしょう。

●選び方・保存方法

濃い緑色で、葉先までみずみずしいものを選びます。軽く洗った後、濡らした紙に包んでポリ袋に入れ、根元を下にして野菜室へ。

春菊のカルシウムサラダ

71Kcal 食塩1.3g

骨粗しょう症、動脈硬化の予防・改善におすすめ！

材料（2人分）

春菊の葉100g、きくらげ3g、桜えび4g

Ⓐ[しょうゆ 大さじ1、酢 大さじ1、サラダ油 小さじ2、砂糖 小さじ1]

作り方

①春菊の葉はよく洗い、茎からはずして食べやすい大きさにちぎる。

②きくらげは水に浸して戻し、ひと口大に切る。

③❶、❷に桜えびを加え、よく混ぜ合わせたⒶであえる。

にら

香りのもとが心臓疾患などを予防

100g
21kcal

1束(100g)
20kcal

可食部95g

予防・改善

- がん
- 動脈硬化
- 心臓病
- 胃・腸の病気
- 冷え性
- など

おもな栄養素

- β-カロテン
- ビタミンC
- ビタミンE
- 食物繊維
- アリシン
- など

●栄養素と働き

独特の香りのもととなっているアリシンは、血液の循環をスムーズにして血栓を防ぎ、コレステロール値を下げて動脈硬化や心筋梗塞を防ぐのに役立ちます。強い殺菌作用は胃にすむピロリ菌にも有効なため、胃炎や胃潰瘍、十二指腸潰瘍などの予防にも効果的。ビタミンB_1の吸収を助ける働きがあるので、体力をつけたい時にも最適です。がんの予防に有効なβ-カロテン、ビタミンC、Eもたっぷり含まれています。

●効果的な食べ方

アリシンは揮発性が高く、水に溶けやすいため、切る、洗うなどの作業は手早く行います。ビタミンCを損なわないためにも、加熱は短時間で。

組み合わせたい食品

疲労回復や体力アップには、豚肉、魚介類、たらこ、大豆などとの組み合わせが効果的。にらに含まれるアリシンが糖質の代謝を促進するビタミンB_1の吸収率を高め、体にスタミナを与えてくれます。

β-カロテンを効率よくとり入れるためには、油と一緒に食べるのがポイント。植物油を使って調理したり、ナッツ類など脂質の豊富な食品と組み合わせるようにしましょう。

選び方・保存方法

緑が濃く、肉厚で香りが強いものが新鮮。一度で使い切るのが理想ですが、保存する場合は新聞紙に包んでポリ袋に入れ、野菜室へ。

にらとひき肉のピリ辛炒め

92 Kcal 食塩 1.0g

疲労、動脈硬化の予防・改善におすすめ！

材料（2人分）

さやいんげん 50g、にら 50g、にんにく 1片、
サラダ油 小さじ1/4、豚ひき肉 50g、
Ⓐ[豆板醤 小さじ1/2、みりん 大さじ1、しょうゆ 大さじ1/2]

作り方

① さやいんげんは筋を取り、塩少々（分量外）を加えた熱湯でかためにゆでる。
② にらは4cm長さに切り、にんにくはみじん切りにする。
③ フライパンにサラダ油とにんにくを入れて炒め、香りが出たら豚ひき肉を加えて完全に火が通るまで炒める。
④ にらと❶を加えてさっと炒め、Ⓐで味付けする。

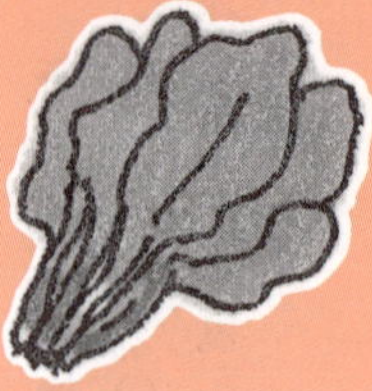

ほうれんそう・小松菜

抗酸化作用が高く、カルシウムや鉄も豊富

100g
20kcal

小1束(200g)
36kcal

可食部180g

※ほうれんそうの場合

予防・改善

がん
動脈硬化
骨粗しょう症
貧血
肌のトラブル
など

おもな栄養素

β-カロテン
ビタミンC
カルシウム
鉄
など

栄養素と働き

ほうれんそうと小松菜の栄養成分はよく似ています。ともにβ-カロテンとビタミンCを多く含み、がんや動脈硬化の予防、肌荒れの改善、免疫力アップなどに効果があります。

カルシウム、マグネシウム、ビタミンKのほか、ほうれんそうの根元の赤い部分に含まれるマンガンなど、健康な骨をつくるのに役立つ栄養素も豊富。鉄の含有量も多いので、貧血予防にもおすすめです。

効果的な食べ方

ほうれんそうにはカルシウムの吸収を妨げるシュウ酸が含まれているので、熱湯でゆでてシュウ酸を取り除きます。水溶性のビタミンCが水に溶け出すのを防ぐため、加熱や水にさらすのは短時間に抑えましょう。

●組み合わせたい食品

ビタミンEを含む植物油やごま、ナッツなどと組み合わせるのが基本。油分によってβ－カロテンの吸収率が高まり、さらにβ－カロテンとビタミンCがビタミンEと組み合わされることで、がん予防などにつながる抗酸化力がいっそうアップします。また、野菜に含まれる鉄は「非ヘム鉄」と呼ばれる吸収率の低いもの。効率よくとり入れるためには、ビタミンCを含む食品と一緒にとるのが有効です。

●選び方・保存方法

緑が濃く、葉が肉厚ではりがあるもの。湿らせた紙に包んでポリ袋に入れ、根元を下にして野菜室で保存します。

ほうれんそうとあさりのグラタン

333 Kcal 食塩 0.8g

貧血、がんの予防・改善におすすめ！

材料（2人分）

ほうれんそう 200g、玉ねぎ 40g、あさり（むき身）40g、塩・こしょう・酒 各少々、サラダ油 大さじ1、薄力粉 大さじ2、牛乳 2カップ、ピザ用チーズ 40g

作り方

①ほうれんそうは塩少々（分量外）を加えた熱湯でゆで、水気を絞って4cm長さに切る。②玉ねぎは薄切りにし、あさりは塩、こしょう、酒を振る。③鍋にサラダ油を熱して玉ねぎを弱火で炒め、薄力粉、牛乳の順に加えてトロリとするまで煮る。④❸に❶とあさりを加え、耐熱皿に入れてピザ用チーズをのせる。⑤250℃のオーブンで約15分焼く。

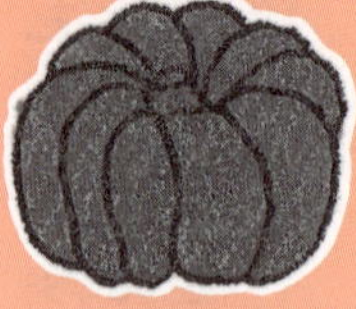

かぼちゃ

がん予防のビタミンと食物繊維たっぷり

100g
49kcal

1食分（120g）
53kcal

可食部109g

※日本かぼちゃの場合

予防・改善

がん
動脈硬化
胃・腸の病気
冷え性
など

おもな栄養素

β-カロテン
ビタミンC
ビタミンE
食物繊維
など

●栄養素と働き

かぼちゃの鮮やかな黄色は、果肉にβ－カロテンがたっぷり含まれているため。β－カロテンには、さまざまな病気や老化の原因となる過酸化脂質を除去し、がん細胞の発生を防いで免疫力を高める働きがあります。この作用は、ビタミンC、Eとの相乗効果でより強まります。腸の働きを活発にする食物繊維も豊富。便通を整えて老廃物や発がん物質の排泄を促し、大腸がんなどの予防にも役立ちます。

●効果的な食べ方

皮と周縁部の栄養価が高いので、できるだけ皮付きのまま調理します。わたにはβ－カロテンが果肉の約5倍も含まれているので、新鮮なものは捨てずに活用しましょう。種には亜鉛や鉄など、不足しがちなミネラルが豊富。軽く炒っておつまみにするなどの工夫を。

●組み合わせたい食品

β-カロテンは油と組み合わせると吸収率が高まります。炒めものなど油を使った調理のほか、脂質を多く含む肉類やナッツなどと一緒にとるのもおすすめ。食物繊維も多いので、腸内の善玉菌を活性化するヨーグルトと組み合わせれば整腸作用がよりアップします。

●選び方・保存方法

皮の色が濃く、ずっしりと重いものを選びます。カットしたものは果肉の色が鮮やかで、わたが乾いていないものが新鮮。丸ごとのものは冷暗所で、カットしたものはわたと種を除いてラップで包み、冷蔵庫で保存します。

かぼちゃのサラダ

157 Kcal 食塩 1.0g

便秘、がんの予防・改善におすすめ！

材料（2人分）

かぼちゃ200g、プロセスチーズ40g、ハム1枚、玉ねぎ20g、Ⓐ[プレーンヨーグルト 大さじ6、塩・こしょう 各少々]、レタス40g、パセリ 少々

作り方

①かぼちゃはわたと皮を除いて（ともに新鮮であれば残してもよい）2cm角に切る。耐熱容器に入れてラップをかけ、電子レンジ（500W）で約4分加熱する。②プロセスチーズは2cm角に切る。③ハムと玉ねぎはみじん切りにする。④❶、❷をⒶであえてレタスを敷いた器に盛り、❸とパセリを散らす。

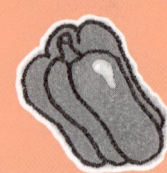

ビタミンPがビタミンCの吸収を助ける

ピーマン

100g
22kcal
中1個(40g)
7kcal
可食部34g

予防・改善

動脈硬化
高血圧
かぜ
疲労
肌のトラブル
など

おもな栄養素

ビタミンC
β-カロテン
カリウム
食物繊維
ビタミンP
など

栄養素と働き

ピーマンにはビタミンCがたっぷり含まれています。ビタミンCはコラーゲンの生成に関わって健康な肌や骨をつくるほか、免疫力を高めてがんの発生を防ぐ役割などを果たします。毛細血管を強くするビタミンPや、コレステロールの吸収を防ぐクロロフィルなども体に有効な成分。青臭さのもととなっているピラジンには、血液をサラサラにして動脈硬化や高血圧を防ぐ作用があります。

効果的な食べ方

ピーマンは組織がしっかりしているので、加熱してもビタミンCがこわれにくいのが特長。β-カロテンの吸収率を高めるため、油を使って調理するのがおすすめです。加熱することで香りも抑えられ、食べやすくなります。

組み合わせたい食品

たっぷり含まれているビタミンCには、鉄の吸収率を高めたり、たんぱく質を材料としてつくられるコラーゲンの生成を助けたりする働きがあります。鉄の含有量が多いレバーやひじき、大豆などと一緒にとれば、貧血の予防・改善に効果的。美肌効果をねらうなら、肉・魚類など良質のたんぱく質と組み合わせるとよいでしょう。

選び方・保存方法

色が濃く、肉厚ではりがあり、へたの切り口が新鮮なものを選びます。冷蔵庫の野菜室で保存しますが、保存の適温は約10℃。7℃以下になると変色するので注意が必要です。

ピーマンとひじきのじゃこ煮

48Kcal 食塩0.8g

貧血、肌のトラブルの予防・改善におすすめ！

材料（2人分）

ピーマン 80g、ひじき（戻したもの）60g、
ひじきの戻し汁1カップ、しらす干し 6g、
Ⓐ[しょうゆ 小さじ1·1/3、酒 小さじ2]

作り方

①ピーマンはへたと種を除き、せん切りにする。
②鍋にひじきと戻し汁を入れて火にかけ、中火で3分ほど煮る。
③❶、しらす干し、Ⓐを加え、汁気がなくなるまで中火で10分ほど煮る。

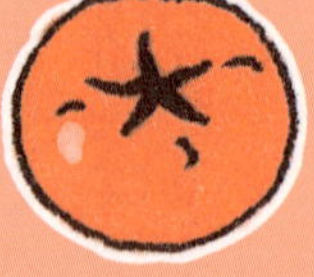

トマト

色素成分・リコピンががん予防に効果を発揮

100g
19kcal

中1個(200g)
37kcal

可食部194g

予防・改善
がん 高血圧 動脈硬化 胃の病気 便秘 など

おもな栄養素
ビタミンC β-カロテン カリウム リコピン など

●栄養素と働き

強い抗酸化力をもち、がん予防などに効果を発揮するβ-カロテンやビタミンCのほか、カリウムも豊富に含まれています。カリウムには体内の余分な塩分を排泄する作用があるため、高血圧の予防に役立ちます。また、トマトの赤い色はリコピンという色素成分によるものです。リコピンの抗酸化力はβ-カロテンの約2倍ともいわれるほど強力。乳がん、子宮がん、肺がんのがん細胞の成長を抑制し、皮膚がんの原因となる紫外線によるダメージから肌を守ることもわかっています。

●効果的な食べ方

トマトのビタミンCは熱に強いので、加熱しても安定した効果が得られます。食物繊維をとるため、湯むきせずに使いましょう。

●組み合わせたい食品

ビタミンCやリコピンの抗酸化力を高めるには、植物油やナッツなどビタミンEを含む食品との組み合わせがおすすめ。脂質の多いものと一緒にとることで、リコピンの吸収率も高まります。また、肉類とも好相性。トマトの酸味成分であるクエン酸が肉のうまみを引き出し、胃液の分泌を促して消化を助けます。良質のたんぱく質とビタミンCを一緒にとることで美肌効果も期待できます。

●選び方・保存方法

丸みがあってずっしりと重く、へたの切り口がみずみずしいものが新鮮。未熟なものは常温で時間をおくと甘味が出ます。

トマトとレタスの卵とじ

88 Kcal 食塩 1.6 g

貧血、肌のトラブルの予防・改善におすすめ！

材料（2人分）

玉ねぎ80g、レタス100g、トマト100g、ハム1枚、
だし汁1/2カップ、
Ⓐ[酒 大さじ1、塩 小さじ1/2、こしょう少々]、卵1個

作り方

①玉ねぎは1cm幅に切る。レタスはひと口大にちぎる。トマトはへたを除き、くし型に切る。ハムは1cm角に切る。
②鍋にだし汁を入れて煮立て、玉ねぎを加えて透き通ってくるまで煮る。
③レタス、トマト、ハムの順に加え、Ⓐで味を調える。
④割りほぐした卵を回し入れ、ふたをして火を止める。

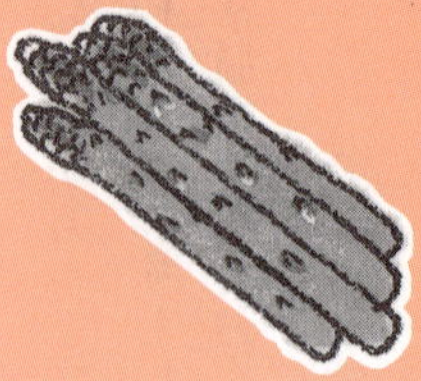

アスパラガス

穂先に含まれるルチンが血管を強くする

100g
22kcal

1本(20g)
4kcal

可食部16g

予防・改善
高血圧
動脈硬化
脳血管障害
疲労
がん
など

おもな栄養素
β-カロテン
ビタミンC
ビタミンB_1
ビタミンB_2
ビタミンE
など

栄養素と働き

アスパラガスのうまみは、アミノ酸の一種であるアスパラギン酸によるもの。アスパラギン酸には新陳代謝を活発にし、疲労を回復させる働きがあります。β-カロテン、ビタミンC、Eを一緒にとれるため、がん予防にも効果的です。また、穂先にはルチンがたっぷり。ルチンには、ビタミンCの吸収を促すほか、毛細血管を強くして脳血管障害や高血圧などを予防する働きがあります。

効果的な食べ方

ビタミンC、B_2、ルチンなどの成分は水溶性のため、ゆでるより焼く、炒めるなどの調理法がおすすめです。炒めた時に出る水分には有効成分が含まれているので、あんかけにして食べるとよいでしょう。また、ホワイトアスパラガスよりグリーンアスパラガスのほうが、β-カロテンなどの栄養素が豊富です。

●組み合わせたい食品

ルチンにはビタミンCの吸収率を高める働きがあるので、ブロッコリーやピーマンなどビタミンCが豊富な野菜類と一緒にとるのが有効。また、アスパラギン酸にはエネルギーの代謝を活発にする作用があります。疲れた時はビタミンB群の豊富な豚肉などと組み合わせると、活力アップが期待できます。

●選び方・保存方法

穂先がしまっていて茎にはりがあり、まっすぐなものを。保存する場合は野菜室で立てておくか、軽くゆでたものを冷凍します。

グリーンアスパラの冷しゃぶサラダ

111Kcal 食塩1.9g

がん、疲労の予防・改善におすすめ！

材料（2人分）

グリーンアスパラガス100g、豚薄切り肉80g、玉ねぎ60g、トマト100g、Ⓐ[酢大さじ1·1/3、サラダ油 大さじ1·1/3、白ワイン 小さじ2、塩・こしょう 各少々]

作り方

①グリーンアスパラガスは根元のかたい部分を切り落とし、焼き網かグリルで軽く焼く。
②豚肉は熱湯でさっとゆで、ざるにあげて水気をきる。
③玉ねぎとトマトはみじん切りにする。
④ボウルに❸を入れてⒶを加え、よく混ぜ合わせる。
⑤器に❶、❷を盛り、食べる直前に❹をかける。

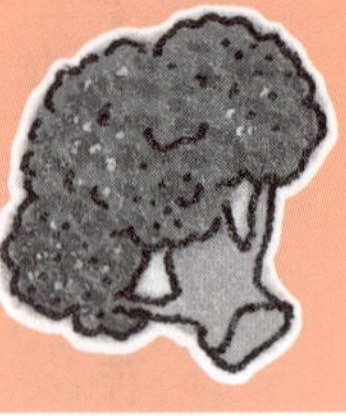

ブロッコリー

豊富なビタミンCが抵抗力を高める

100g
33kcal

1株(200g)
33kcal

可食部100g

予防・改善

がん
動脈硬化
高血圧
糖尿病
肌のトラブル
など

おもな栄養素

β-カロテン
ビタミンC
ビタミンB_2
カリウム
食物繊維
など

栄養素と働き

ビタミンCの含有量がずば抜けて多く、β−カロテンやビタミンB_2、Eも豊富。カロテンの一種・ルテインや、アブラナ科の植物に含まれるイソチオシアネート、インドール化合物などの働きも加わって、がんの予防・抑制に効果を発揮します。食物繊維が豊富なうえ、インスリンの働きを助けて糖質の代謝を活発にするクロムも含まれているので、糖尿病の予防効果も期待することができます。

効果的な食べ方

水に溶けやすいビタミンCの損失を防ぐため、ゆでるより炒める、揚げるなどの方法で調理を。ゆでる場合は短時間でゆであげ、水にさらさずに冷まします。ビタミンCの損失が少ない電子レンジでの加熱もおすすめです。

●組み合わせたい食品

ビタミンEが豊富な植物油やナッツなどと一緒にとるとβ-カロテンの吸収率が高まり、がん予防のパワーもアップします。美肌を目指すなら、肉や魚介類などのたんぱく質をプラス。ビタミンCの働きでコラーゲンの生成が促され、肌の老化防止につながります。ビタミンCには鉄の吸収率を高める作用もあるので、レバーやひじきなど鉄を含む食品と一緒にとると貧血予防にも役立ちます。

●選び方・保存方法

つぼみがかたくしまり、中央がふっくらと盛り上がっているものを選びます。ポリ袋に入れ、野菜室で立てて保存します。

ブロッコリーとあさりのバター蒸し

158 Kcal　食塩 1.0g

貧血、肌のトラブルの予防・改善におすすめ！

材料（2人分）

ブロッコリー 150g、玉ねぎ 150g、あさり（殻付き）200g、Ⓐ[酒 大さじ1、バター 大さじ1、塩 少々、熱湯 1/4カップ]

作り方

①ブロッコリーは小房に分ける。

②玉ねぎは縦半分に切ってから薄切りにする。

③鍋に❶、❷とあさりを入れ、Ⓐを加えて強火にかける。

④煮立ったらふたをして弱火にし、あさりの口が開くまで2分ほど蒸し煮にする。

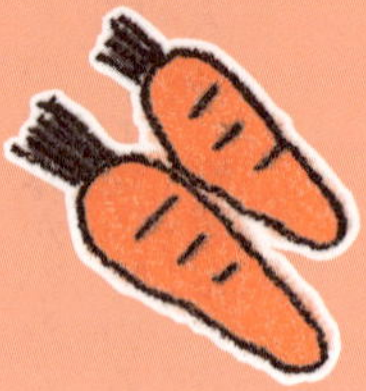

にんじん

5分の1本で1日分のビタミンAがとれる

100g
37kcal

中1本(200g)
72kcal

可食部194g

予防・改善

がん
動脈硬化
高血圧
眼精疲労
など

おもな栄養素

β-カロテン
ビタミンB_1
カリウム
食物繊維
など

●栄養素と働き

にんじんは、がん予防に欠かせないβ-カロテンの宝庫。β-カロテンは体内でビタミンAに変換されますが、約5分の1本のにんじんで1日のビタミンA所要量を満たすことができます。血圧降下作用のあるカリウムや、便通を整え、コレステロールを減らす水溶性食物繊維のペクチンなども含まれています。

●効果的な食べ方

β-カロテンは脂溶性なので、油を使って調理すると吸収率を上げることができます。β-カロテンやビタミンCは皮に多く含まれているため、皮ごと使うのが理想。皮をむく場合は、できるだけ薄くむきましょう。にんじんの欠点は、ビタミンCをこわすアスコルビナーゼという酵素が含まれていること。ジュースにしたりすりおろしたりする場合は、レモン汁や酢を加えて酵素の働きを止めましょう。

●組み合わせたい食品

脂溶性のβ-カロテンを効率よくとるには、植物油やナッツ、ごまなどとの組み合わせがいちばん。生で食べる場合も油を使ったドレッシングなどを添えましょう。さらにブロッコリーやじゃがいもなど、ビタミンCが豊富な食材を加えれば、β-カロテン、ビタミンC、Eの相乗効果で抗酸化力がアップします。

●選び方・保存方法

表面がなめらかで色が濃く、茎の付け根が細いものが良質。水気を拭き、紙で包んでからポリ袋に入れて野菜室で保存します。

にんじんの和風サラダ

94Kcal 食塩0.9g

がん、高血圧、眼精疲労の予防・改善におすすめ！

材料（2人分）

にんじん 80g、大根 40g、青じそ・かつお節 各適量、
Ⓐ[おろし玉ねぎ 大さじ1、酢 大さじ1、サラダ油 大さじ1、しょうゆ 小さじ1/2、砂糖 小さじ1/2、塩 小さじ1/4]

作り方

①にんじんと大根は薄いいちょう切りにし、青じそはせん切りにする。
②❶は冷水にさらし、パリッとさせる。
③❷の水気を切って器に盛り、かつお節をかける。
④よく混ぜ合わせたⒶをかける。

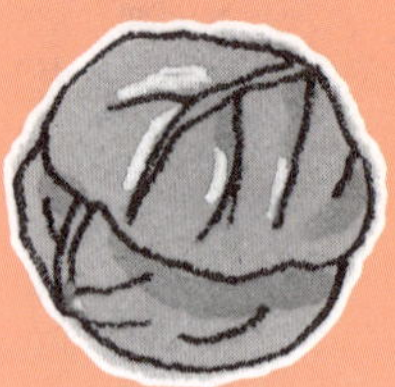

キャベツ

胃の粘膜を守って胃の病気を改善

100g
23kcal
中1枚（60g）
12kcal
可食部54g

予防・改善
胃の病気
骨粗しょう症
高血圧
かぜ
など

おもな栄養素
ビタミンC
カリウム
カルシウム
ビタミンU
など

●栄養素と働き

キャベツの成分としてよく知られているのがキャベジンとも呼ばれるビタミンU（スルフォニウムクロライド）。胃酸の分泌を抑え、胃の粘膜を修復して、胃潰瘍などの症状改善に役立ちます。免疫力を高めるビタミンCのほか、高血圧を予防するカリウム、骨を強くするビタミンKも豊富。がんを防ぐイソチオシアネートやインドールも含まれています。

●効果的な食べ方

ビタミンC、Uはともに水溶性で、熱に弱い成分。効率よくとるには、生食が最適です。水にさらす場合は、せん切りにする前に。ただし、胃が弱っている時には、生で食べると食物繊維が胃を刺激してしまうため、加熱して煮汁ごと食べられるスープなどがおすすめです。

●組み合わせたい食品

生の葉をミキサーなどでジュースに。加熱する料理にくらべて量もたっぷりとれ、ビタミンCの損失も少ない方法です。レモンやグレープフルーツなどの果物を加えると飲みやすくなり、ビタミンCの摂取量もさらに多くなります。肉や魚介類など、良質のたんぱく質との組み合わせは美肌づくりに効果的。ビタミンCの作用でコラーゲンの生成が進み、はりのある肌が生まれます。

●選び方・保存方法

春キャベツは巻きがゆるく葉が柔らかいもの、冬キャベツは巻きがかたく重いものを。芯をくり抜き、濡らした紙を詰めて保存します。

キャベツとツナのレンジ蒸し

131 Kcal 食塩 0.6g

胃の病気の予防・改善や美肌におすすめ！

材料（2人分）

キャベツ 200g、ツナ缶詰（油漬け）80g、
Ⓐ［酢 大さじ1/2、しょうゆ 大さじ1/2］

作り方

①キャベツは太めのせん切りにする。耐熱皿に入れ、ツナをのせる。
②❶にラップをかけ、電子レンジ（500W）で約4分加熱する。
③よく混ぜ合わせたⒶをかける。

れんこん

粘り気に胃を守る有効成分がたっぷり

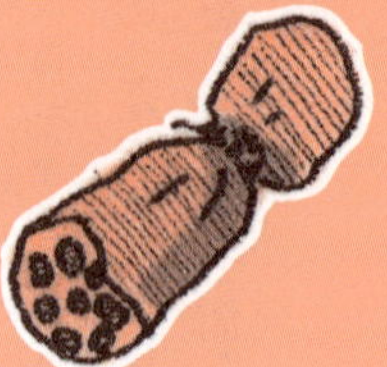

100g
66kcal

小1節(150g)
79kcal

可食部120g

予防・改善
胃の病気
動脈硬化
高血圧
便秘
など

おもな栄養素
ビタミンC
カリウム
食物繊維
ムチン
など

●栄養素と働き

れんこんの粘りの正体は、ムチンという成分。胃の粘膜を保護し、肝臓や腎臓の機能を高めて老化を防ぐ働きがあります。美肌をつくり、免疫力を高めてがんを予防するビタミンCや、有害物質を排泄し、高血圧や糖尿病などを予防する食物繊維もたっぷり。さらに、抗酸化作用や消炎作用をもつタンニン、発がん抑制効果のあるペルオキシダーゼという酵素なども含まれています。

●効果的な食べ方

水溶性のビタミンCやムチンを効率よくとるには、切ったものを水にさらさず、そのまま油で炒めます。水にさらしたりゆでたりする場合は短時間で。その際、酢を加えると酸化による変色を防ぐことができます。

組み合わせたい食品

ビタミンCが豊富なので、緑黄色野菜や植物油でβ-カロテンとビタミンEを補うと抗酸化作用がアップ。がんや動脈硬化の予防に役立ちます。また、いかやえびなどタウリンを多く含む食品との組み合わせもおすすめです。タウリンには肝機能を高めてコレステロールの排泄を促す作用がありますが、食物繊維と一緒にとるとその作用がよりアップ。動脈硬化などの予防に効果を発揮します。

選び方・保存方法

つやがあり、切り口が新しいものが新鮮。穴が小さく、穴の内側が白くきれいなものを選びます。ラップで包み、野菜室で保存を。

れんこんとたこのマスタード風味

99Kcal 食塩0.5g

動脈硬化、胃の病気の予防・改善におすすめ！

材料（2人分）

れんこん150g、にんじん50g、たこ（ゆで）60g、
Ⓐ[白ワイン 大さじ1･1/2、水 大さじ1･1/2、酢 大さじ1･1/2、塩 少々、粒入りマスタード 大さじ1、オリーブ油 大さじ3]

作り方

①れんこんは皮をむき、乱切りにして水にさらす。②にんじんは短冊切り、たこは薄切りにする。③鍋にⒶを入れ煮立て、❶とにんじんを加えて混ぜながら中火で加熱する。れんこんが透き通ったらたこを加え、火を止める。④火からおろしてそのまま冷まし、粗熱がとれたら器に移して冷蔵庫で冷やす。

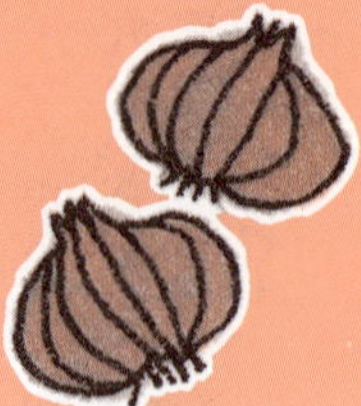

ビタミンB_1の吸収率を高めて体力増強

玉ねぎ・ねぎ

100g
37kcal

中1個（200g）
70kcal

可食部188g

※玉ねぎの場合

予防・改善
動脈硬化
脳血管障害
高血圧
精神不安
疲労
など

おもな栄養素
（玉ねぎ）
ビタミンC
カリウム
硫化アリル
硫化プロピル
など

●栄養素と働き

特有の刺激臭は硫化アリルによるもの。硫化アリルには、ビタミンB_1の吸収を高めて代謝を活発にする働きがあり、疲労回復や集中力アップに役立ちます。また、血液中の脂質を減らし、血栓を予防することもわかっています。このほか、玉ねぎには血圧や血糖値を下げる硫化プロピル、ねぎの青い部分にはβ-カロテンやビタミンCなども含まれています。

●効果的な食べ方

硫化アリルは揮発性が高いので、長時間水にさらしたり加熱したりしないこと。また玉ねぎの硫化プロピルは加熱すると別の成分に変わるため、ねらいによって食べ方を変える必要があります。血糖値を下げるには、大きめにスライスしたものを水にさらさず、生で。

血液をサラサラにするには、刻んだ後15分以上おいてから加熱調理するとよいでしょう。

組み合わせたい食品

疲労回復には、ビタミンB_1を多く含む豚肉や魚介類と組み合わせるのが効果的。硫化アリルの働きでビタミンB_1をむだなく利用することができます。β-カロテン、ビタミンCが豊富なねぎの青い部分は、ビタミンEを含む植物油やごまなどと一緒にとりましょう。

選び方・保存方法

玉ねぎは皮が乾燥して芽が出ていないもの、ねぎは葉の緑が濃いものを。玉ねぎは風通しのよいところで室温で保存します。ねぎは根を切り、ポリ袋に入れて野菜室へ。

玉ねぎと豚肉のチリソース炒め

168Kcal　食塩0.6g

脳血管障害、疲労の予防・改善におすすめ！

材料（2人分）

玉ねぎ200g、豚薄切り肉150g、サラダ油 大さじ1/2、にんにく1/2片、Ⓐ[トマトケチャップ 小さじ1、チリパウダー 小さじ1/4、塩・こしょう 各少々]

作り方

①玉ねぎは1cm幅のくし型、豚肉はひと口大に切る。

②フライパンにサラダ油を熱し、みじん切りにしたにんにくと豚肉を炒める。

③豚肉の色がかわったら玉ねぎを加え、玉ねぎが透き通ってくるまで炒める。

④Ⓐを加えて、さらに軽く炒める。

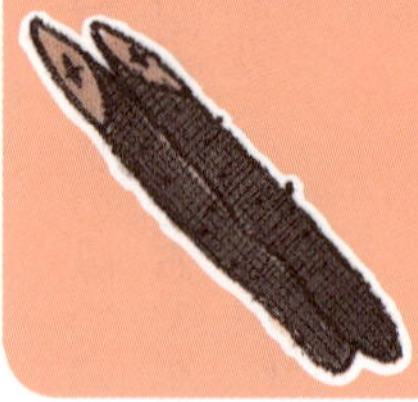

ごぼう

たっぷりの食物繊維でがん、糖尿病を防ぐ

100g
65kcal

1本(200g)
117kcal

可食部180g

予防・改善

がん
動脈硬化
糖尿病
便秘
など

おもな栄養素

食物繊維
マグネシウム
銅
リグニン
など

●栄養素と働き

野菜の中では食物繊維の含有量がもっとも多く、便秘解消に効果があります。ごぼうの食物繊維は水分を吸って大きくふくらみ、体内の有毒物質やコレステロールを吸着して排泄します。とくに不溶性食物繊維のリグニンは抗菌作用をもち、がん予防にも有効。利尿効果の高いイヌリンには血糖値の上昇を抑える作用もあり、糖尿病の予防にも効果的です。

●効果的な食べ方

リグニンには、切り口から発生し、時間がたつと増える性質があります。効率よくとるには、切断面の多いささがきなどの切り方をし、少し時間をおいてから調理するとよいでしょう。有効成分やうまみは皮に多く含まれるので、包丁で汚れをこそげ落とす程度にして、できるだけ皮まで食べるようにします。

●組み合わせたい食品

　食物繊維が豊富なごぼうは、油と組み合わせるのがおすすめ。油分によって腸内の便の動きがスムーズになり、便秘解消に役立ちます。また、食物繊維は、乳酸菌など腸内の善玉菌を増やすのに役立ちます。腸の健康を保ちたい人は、ごぼうサラダのドレッシングにヨーグルトを加えるなど、乳酸菌と食物繊維を一緒にとる工夫をしてみましょう。

●選び方・保存方法

　太過ぎず、ひびが入っていないものが良質。泥付きなら新聞紙に包んで、冷暗所で立てて保存。洗ったものはポリ袋に入れて野菜室へ。

ごぼうのごまヨーグルトサラダ

167Kcal　食塩0.8g

がん、糖尿病、便秘の予防・改善におすすめ！

材料（2人分）

ごぼう 100g、にんじん 50g、レタス 80g、

Ⓐ[プレーンヨーグルト 大さじ4、練り白ごま 大さじ1・1/2、しょうゆ 小さじ1、塩・粉唐辛子 各少々]

作り方

① ごぼうは包丁で皮をこそげ落とし、4cm長さのせん切りにして軽く水にさらす。

② ❶を熱湯でさっとゆで、ざるにあげて冷ます。

③ にんじんは4cm長さの細いせん切り、レタスは1cm幅のせん切りにする。

④ ❷、❸をよく混ぜ合わせたⒶであえる。

しそ

α－リノレン酸が血液をサラサラに

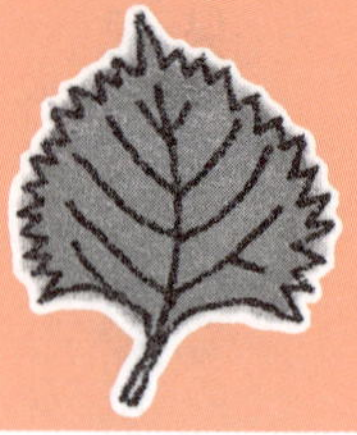

100g
37kcal

5枚（5g）
2kcal

予防・改善
動脈硬化
高血圧
胃の病気
食中毒
など

おもな栄養素
β-カロテン
ビタミンC
鉄
カルシウム
など

●栄養素と働き

　青じそと赤じその成分はほぼ同じですが、青じそにはβ－カロテンとカルシウム、赤じそには抗酸化作用のあるアントシアニンが豊富です。しそに含まれるα－リノレン酸には体内でＩＰＡやＤＨＡに変わる性質があります。血管をしなやかにして血栓を予防し、動脈硬化や心筋梗塞を防ぐほか、血流をスムーズにして血圧を下げる効果もあります。香りの主成分であるペリルアルデヒドは殺菌効果にすぐれ、食中毒の予防に効果的です。

●効果的な食べ方

　ビタミンCの損失を防ぐには生で食べるのがいちばん。香り成分は細かく刻むほど効果が高まるので、料理に加える時は細いせん切りにします。焼酎などに漬け込んだしそ酒もおすすめ。鉄がアルコールに溶け出して吸収率がアップし、貧血予防に役立ちます。

●組み合わせたい食品

豊富なβ-カロテンとビタミンCを生かすなら、ビタミンEを多く含む植物油やナッツ、ごまなどと組み合わせて。加熱するとビタミンCが減るので、生のまま食べられるサラダがおすすめです。また、ピーマンやレモンなどの野菜や果物と合わせて野菜ジュースにする方法も。たっぷりのビタミンCで鉄の吸収が促され、貧血の予防・改善に役立ちます。

●選び方・保存方法

香りが強く、色が鮮やかなものを。保存は、濡らした紙に包んでポリ袋に入れ、野菜室で。

赤じそジュース

1回50mlで 63Kcal

動脈硬化、貧血の予防・改善におすすめ！

材料（できあがり800ml）

赤じその葉 400g、砂糖 150g、はちみつ 1/3カップ、レモンの絞り汁 3個分

作り方

①鍋に2カップの水（分量外）を沸騰させて赤じその葉を入れ、弱火で15〜20分ゆでる。②❶から赤じその葉を取り出してざるにあげて冷まし、手できつく絞ってから絞り汁とともに鍋に戻す。③❷をガーゼでこして（葉は取り出す）から再び火にかけ、砂糖、はちみつを加えてあくを取りながら弱火で約15分間煮る。④火からおろし、粗熱がとれたらレモンの絞り汁を加える。水、炭酸水などで薄めていただく。

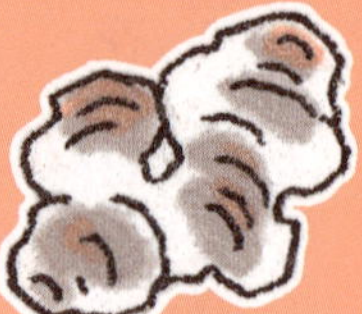

辛味成分が動脈硬化やがんを予防

しょうが

100g
30kcal
1かけ(10g)
2kcal
可食部8g

予防・改善
がん
高血圧
胃の病気
かぜ
冷え性
など

おもな栄養素
カリウム
カルシウム
ビタミンC
ショウガオール
ジンゲロン
など

栄養素と働き

特有の辛味成分に高い薬効があります。辛味成分の主体はショウガオールとジンゲロン。ともに強い殺菌力を持ち、代謝を活発にする働きがあります。また、血液中のコレステロールを減少させて動脈硬化や高血圧を予防するほか、ＤＮＡの損傷を抑えてがんを防ぐ作用もあります。たんぱく質の消化吸収を助けるジンジベイン、健胃・解毒作用をもつジンギベレンなども含まれています。

効果的な食べ方

繊維を細かくするほど香りと薬効が高まるので、目の細かいおろし金ですりおろすとよいでしょう。ショウガオールとジンゲロンは空気に触れると急激に減少するので、すりおろすのは食べる直前に。薬効は皮と実の境目に多いので、よく洗って皮ごと使いましょう。

●組み合わせたい食品

肉や魚介類などと一緒にとると、たんぱく質や脂肪の消化がスムーズになります。疲労回復や体力アップをはかるなら、豚肉や大豆などと組み合わせるのが正解。エネルギーの代謝をアップさせるビタミンB_1がショウガオール、ジンゲロンとともに働き、体にスタミナを与えてくれます。

●選び方・保存方法

ひねしょうが（根しょうが）は表面がなめらかでかたいもの、新しょうがは肌が白く、茎の付け根が赤いものが新鮮です。湿らせた新聞紙で包み、日が当たらないところで保存。

かじきのしょうがソース

190Kcal 食塩0.9g

がん、高血圧、疲労の予防・改善におすすめ！

材料（2人分）

かじき 2切れ、塩・こしょう 各適量、薄力粉 小さじ2、サラダ油 小さじ2、しょうが 20g、白ワイン 1/4カップ、水溶き片栗粉 適量

作り方

①かじきは塩、こしょうを振り、薄力粉をまぶす。

②フライパンにサラダ油を熱し、❶の両面をこんがりと焼いて皿に盛る。

③❷のフライパンにすりおろしたしょうがと白ワインを入れ、沸騰したら塩、こしょうで味を調える。水溶き片栗粉でとろみをつけ、❷にかけていただく。

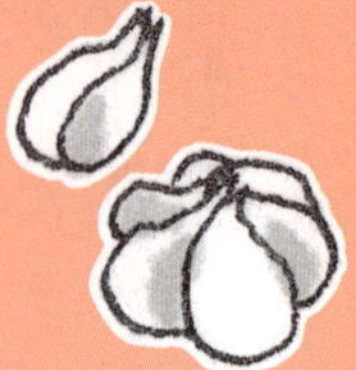

にんにく

強い殺菌作用と発がん抑制作用をもつ

100g
134kcal

1片(10g)
12kcal

可食部9g

予防・改善

がん
動脈硬化
胃の病気
冷え性
など

おもな栄養素

ビタミンB1
ビタミンC
カリウム
アリシン
など

●栄養素と働き

香りのもとはアリシンという成分です。ビタミンB_1の吸収率を高めて疲労回復を助けるほか、強い殺菌作用でウイルスや細菌を撃退。高い抗酸化力で発がんを抑制するうえ、胃にすむピロリ菌にも有効なため、胃潰瘍などの予防にも効果が期待できます。また、アリシンが分解されてできるジアリルジスルフィドには、コレステロールの上昇を抑える働きがあることもわかっています。

●効果的な食べ方

生でも加熱してもかまいませんが、アリシンは揮発性なので、つぶしたり切ったりした後は手早く調理します。アリシンは加熱されるとアホエンという成分に変わります。アホエンには血液をサラサラにし、血栓を防ぐ効果があります。ただし、生のにんにくは胃腸の炎症を招く場合があるので食べ過ぎに注意。生食は1日1片までにしましょう。

●組み合わせたい食品

ビタミンB_1を多く含む豚肉やレバー、豆類などと組み合わせたメニューは、疲労回復や体力増強、集中力アップに最適。ブロッコリー、かぼちゃなど、β-カロテンやビタミンCが豊富な野菜と組み合わせ、がん予防効果をさらに高める食べ方もおすすめです。

●選び方・保存方法

皮が白くてふっくらしており、発芽していないものを選びます。ネットに入れ、風通しのよいところにつるして保存します。

にんにくの青じそ揚げ

190Kcal 食塩 1.1g

がん、疲労の予防・改善におすすめ！

材料（2人分）

にんにく 4片、みそ 大さじ1、青じそ 4枚、
Ⓐ[薄力粉 大さじ2、水 大さじ3]、揚げ油 適量

作り方

①にんにくは縦半分に切り、切り口にみそを塗ってはさむ。
②❶を青じそで包む。
③❷にⒶをよく混ぜ合わせた衣をつけ、170℃の揚げ油で約2分揚げる。
④横2つに切り、器に盛る。

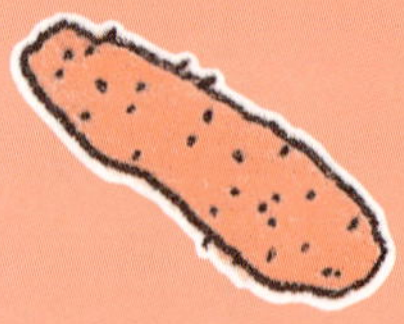

やまのいも

胃腸にやさしい消化酵素を豊富に含む

100g
123kcal

1食分(30g)
33kcal

可食部27g

※やまといもの場合

予防・改善
がん
高血圧
糖尿病
胃・腸の病気
疲労
など

おもな栄養素
ビタミンB_1
ビタミンC
カリウム
ムチン
ジアスターゼ
など

●栄養素と働き

やまといも、ながいも、いちょういもなどのやまのいもには、でんぷんを分解するジアスターゼ、アミラーゼなどの消化酵素が豊富に含まれています。これらの酵素は消化を助け、新陳代謝を活発にするのに役立ちます。皮をむいた時のぬめりの正体はムチン。胃の粘膜を保護し、肝臓や腎臓の機能を高めて老化を防ぐ働きがあります。このほか、抗酸化作用をもつペルオキシダーゼ、カタラーゼなどは、がん予防にも役立ちます。

●効果的な食べ方

消化酵素は加熱したり酢を加えたりすると働きがおとろえてしまいます。酢水にさらしたりせず、生のまますりおろして食べるのがいちばん。だし汁でのばしてとろろ汁にする場合は、だし汁を40~50度に冷ましてから加えるようにします。

●組み合わせたい食品

肉類、魚介類、卵など、良質のたんぱく質と組み合わせてとるのがおすすめ。消化酵素がたんぱく質の消化・吸収を促し、エネルギーを効率よく活用するのに役立ちます。肉体的・精神的な疲労を感じる時は、豚肉、大豆などビタミンB_1が豊富な食品と一緒に。やまのいもに含まれるコリンが、エネルギーを生み出すビタミンB_1の働きを高めてくれます。

●選び方・保存方法

表皮にはりがあり、傷や変色がないものが良質。新聞紙に包んで冷暗所で保存します。

やまのいもと水菜の納豆あえ

167 Kcal 食塩 1.7 g

胃・腸の病気、疲労の予防・改善におすすめ!

材料(2人分)

やまのいも 100g、水菜 100g、納豆 100g、ねぎ 10g、
Ⓐ[酢 大さじ1·1/3、しょうゆ 小さじ2、練りがらし 少々、サラダ油 小さじ1/2]

作り方

①やまのいもは皮付きのままよく洗い、4cm長さのせん切りにする。
②水菜は洗って水気をきり、4cm長さに切る。
③納豆は包丁で粗く刻み、ねぎはみじん切りにする。
④❸にⒶを加え、よく混ぜ合わせる。
⑤❶、❷を器に盛り、❹をかける。

こんにゃく

たっぷりの食物繊維が腸をきれいに

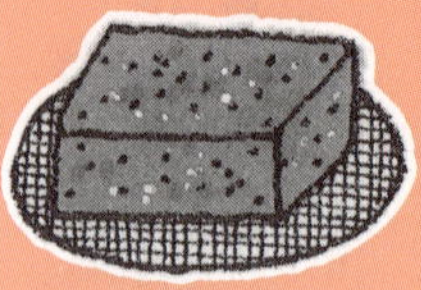

100g
5kcal

1枚（250g）
13kcal

予防・改善

がん
動脈硬化
糖尿病
肥満
など

おもな栄養素

食物繊維
カルシウム
カリウム
など

栄養素と働き

こんにゃくの成分の約97％は水分。注目したいおもな成分は、豊富に含まれるグルコマンナンという食物繊維です。グルコマンナンは人の消化酵素では分解できません。そのため、腸に入ると水分を吸収してふくらみ、便を柔らかくして便通を整えます。便として排泄される際、腸内の有害物質や糖質、コレステロールを吸着して体の外へ出すので、がんや動脈硬化、糖尿病などの予防に役立ちます。また、腸管を刺激して胆汁酸の分泌を促し、コレステロール値を下げる働きもあります。

効果的な食べ方

調理する際は手でちぎって使います。味がしみやすいだけでなく、包丁で切るよりグルコマンナンの働きがよくなるといわれています。ただし、弛緩性、習慣性便秘の改善には効果的ですが、けいれん性便秘や腸炎には逆効果になることもあるので、注意が必要です。

●組み合わせたい食品

コレステロールや糖質の吸収を防ぐ作用があるので、脂肪の多い肉類や魚介類、卵など、高脂肪・高コレステロールの食品をとる時、一緒に食べると安心です。また、根菜やきのこ・海藻類と組み合わせると、食物繊維の摂取量がさらにアップ。便秘の解消に効果的です。

●選び方・保存方法

柔らか過ぎず、適度な弾力性があるものを選びます。保存する時は、袋の中に入っている石灰水に浸して冷蔵庫へ入れておきます。

こんにゃくとわかめのマーボー炒め

85Kcal 食塩2.0g

糖尿病、便秘の予防・改善におすすめ！

材料（2人分）

こんにゃく1/2枚、わかめ（戻したもの）40g、青梗菜120g、ごま油 小さじ2、ねぎ（みじん切り）10g、しょうが（みじん切り）1かけ、にんにく（みじん切り）1片、Ⓐ[豆板醤・砂糖 各小さじ1/2、しょうゆ 大さじ1･1/4、酒 大さじ1、中華スープの素 小さじ1/3、水1カップ]、水溶き片栗粉

作り方

①こんにゃくはちぎって湯通しし、わかめ、青梗菜は食べやすく切る。②ごま油を熱しねぎ、しょうが、にんにくを入れ、青梗菜を加えて炒める。③Ⓐとこんにゃくを加えてひと煮立ちさせ、わかめと水溶き片栗粉を回し入れる。

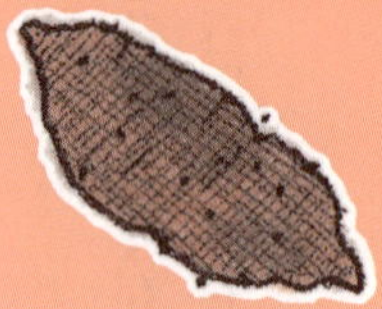

さつまいも

熱に強いビタミンCと食物繊維の宝庫

100g **132kcal**

中1本（200g） **238kcal**

可食部180g

予防・改善

がん
動脈硬化
高血圧
便秘
など

おもな栄養素

ビタミンC
ビタミンE
カリウム
食物繊維
など

●栄養素と働き

さつまいもには、不溶性食物繊維のセルロースがたっぷり。セルロースは便通を整えると同時に、腸内の有害物質を吸着して体の外に出す働きをしています。切った時に出る白い汁・ヤラピンには便をゆるくする作用があり、セルロースとともに便通を整え、がんや動脈硬化を防ぐのに役立っています。また、免疫力を高めるビタミンCや、高い抗酸化作用をもつビタミンE、ナトリウム（塩分）の排泄を促すカリウムも豊富に含まれています。

●効果的な食べ方

さつまいものビタミンCは、加熱してもこわれにくいのが特徴。効率よくとるためには、ゆでるより、焼いたり蒸したりするのがおすすめ。電子レンジで加熱するのもよい方法です。有効成分は皮の周辺に多く含まれているので、皮をむかず丸ごと加熱を。

●組み合わせたい食品

豊富なビタミンCを生かすため、β-カロテンとビタミンEをプラス。緑黄色野菜と一緒に植物油を使って調理すれば、ビタミンC、β-カロテン、ビタミンEの相乗効果でがん予防のパワーがアップします。便秘解消には、ヨーグルトとの組み合わせもおすすめ。食物繊維と乳酸菌が腸内の善玉菌を活性化し、腸を健康に保つのに役立ちます。

●選び方・保存方法

太くて重く、ひげ根が少ないもの。新聞紙で包んで室温で保存します。

さつまいもとチーズのサラダ

173Kcal 食塩 0.8g

がん、便秘の予防・改善におすすめ！

材料（2人分）

さつまいも 120g、きゅうり 50g、にんじん 40g、
プロセスチーズ 20g、ロースハム 1枚、
Ⓐ[マヨネーズ 大さじ1、牛乳 小さじ1、しょうゆ 小さじ1/2、
レモン汁・こしょう 各少々]、アーモンド 4粒

作り方

① さつまいもは皮ごとラップで包み、電子レンジ（500W）で2分30秒加熱する。粗熱がとれたら食べやすい大きさに切る。

② きゅうり、にんじん、プロセスチーズ、ロースハムも食べやすい大きさに切る。

③ ❶、❷をⒶであえて、砕いたアーモンドを散らす。

さといも

ぬめりの成分が胃を守り、脳を活性化

100g
58kcal
1個(70g)
35kcal
可食部60g

予防・改善

高血圧
胃の病気
肝臓病
痴呆
など

おもな栄養素

ビタミンC
カリウム
食物繊維
ムチン
ガラクタン
など

栄養素と働き

皮をむいた時のぬめりの成分は、ガラクタンとムチン。ガラクタンは脳細胞を活性化して痴呆を防ぐほか、免疫力を高めてがんを抑制する働きをしています。ムチンは体内でグルクロン酸をつくり、胃の粘膜を保護。さらに肝臓や腎臓の機能を高めて老化を防いだり、たんぱく質の消化吸収を盛んにしたりする作用もあります。このほか、体内の余分なナトリウム(塩分)を排泄するカリウムや、便通を整えて有害物質の排出を促す食物繊維もたっぷり含まれています。

効果的な食べ方

有効成分が含まれているぬめりを落とさずに調理するのがポイントです。皮付きのまま蒸すか、下ゆでや塩もみをせずに煮物に。煮

物にした場合は、水溶性の成分が煮汁に溶け出すので、薄味にして汁も飲みましょう。

●組み合わせたい食品

タウリンが豊富ないかやたこと一緒にとると、ムチンとの相乗効果で肝臓の機能がアップ。コレステロールを減少させ、血圧を下げる効果も期待できます。ムチンにはたんぱく質の吸収を高める作用もあるので、疲労回復のためには肉類、魚介類などたんぱく質を多く含む食品と組み合わせるとよいでしょう。

●選び方・保存方法

泥付きで皮に適度な湿り気があり、肌にこぶやひび割れがないものを。泥付きのまま濡らした新聞紙で包み、室温で保存します。

さといもといかの煮物

237 Kcal 食塩 2.9g

高血圧、肝臓病の予防・改善におすすめ！

材料（2人分）

いか150g、枝豆（むき身）20g、さといも250g、Ⓐ[砂糖 大さじ2、しょうゆ 大さじ1・1/2、酒 大さじ1・1/2]、だし汁 1カップ

作り方

①いかは、胴を1cm幅の輪切りにし、足も食べやすく切る。枝豆はゆでて、さやから出しておく。

②さといもは皮をむいてひと口大に切る。

③鍋にⒶを入れ煮立て、いかを約2分煮てから取り出す。

④❸の鍋にだし汁とさといもを加え、中火で約15分煮る。

⑤いかを鍋に戻し、煮汁がなくなるまで煮る。

⑥器に盛り、枝豆を散らす。

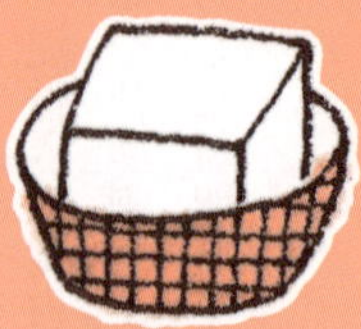

豆腐

さまざまな栄養をバランスよく含む

100g **72kcal**

1丁(300g) **216kcal**

※木綿豆腐の場合

予防・改善

動脈硬化
高血圧
骨粗しょう症
痴呆
など

おもな栄養素

たんぱく質
カルシウム
鉄
イソフラボン
レシチン
など

●栄養素と働き

主成分は良質のたんぱく質。血中のコレステロールを減少させ血圧上昇を抑えるのに役立ちます。また、丈夫な骨をつくるカルシウムも豊富です。そのほか、骨からカルシウムが溶け出すのを抑制して骨粗しょう症を防ぐイソフラボン、動脈硬化や脂肪肝、痴呆の予防に役立つレシチンなども含まれています。

●効果的な食べ方

栄養成分は原料である大豆とほぼ同じ。木綿豆腐にはたんぱく質やカルシウム、絹ごし豆腐にはカリウムやビタミンB_1がやや多いという特徴があります。長時間空気に触れていると酸化するので、調理の直前にパックから出すこと。油揚げなどの加工品は、湯通しして油抜きしてから使うとよいでしょう。

●組み合わせたい食品

さけやかれい、干ししいたけなど、ビタミンDの含有量が多い食品と組み合わせるとカルシウムの吸収率が高まります。ビタミンDはかつお節にも多く含まれているので、冷や奴や湯豆腐の薬味にはかつお節を添えるとよいでしょう。また、豆腐には食物繊維が少ないので、野菜や海藻をプラスして食物繊維を補います。便通がよくなることで、コレステロールを下げるレシチンの作用が高まります。

●選び方・保存方法

製造日の新しいものを選び、パックの中の水を取り替えて冷蔵庫で保存します。その日のうちに使わない場合は、いったん湯通しを。

ひじきとさけ缶の白あえ

237 Kcal 食塩 **0.8** g

骨粗しょう症、動脈硬化の予防・改善におすすめ！

材料（2人分）

ひじき（乾燥）10g、
Ⓐ［だし汁 2/3カップ、砂糖・しょうゆ・酒 各大さじ1］、
木綿豆腐 1/2丁、Ⓑ［練り白ごま 大さじ1、砂糖 大さじ1･1/2、ごま油 小さじ1/2、塩 少々］、さけ缶詰 80g

作り方

①ひじきは軽く洗い、水につけて戻す。
②鍋にⒶを入れて火にかけ、❶を加えて強火で約4分煮る。
③豆腐は電子レンジ（500W）で約3分加熱し、水きりする。
④❸を裏ごししてⒷを加えてよく混ぜ、汁気をきった❷とさけ缶を加えてあえる。

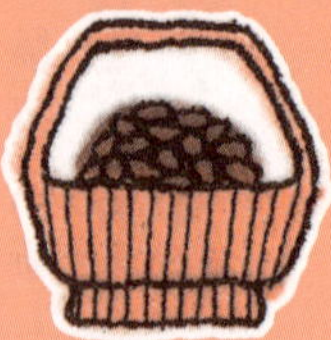

納豆

ナットウキナーゼが血栓を予防する

100g
200kcal

1食分(30g)
60kcal

予防・改善

がん
高脂血症
脳血管障害
心筋梗塞
骨粗しょう症
など

おもな栄養素

たんぱく質
ビタミンB_2
カルシウム
鉄
ビタミンK
ナットウキナーゼ
など

●栄養素と働き

原料は大豆ですが、発酵によってビタミンB_2、Kの含有量がアップ。さらにナットウキナーゼという酵素も含んでいます。ビタミンB_2は糖質や脂質の代謝に関わる成分。血液中の余分な脂肪を取り除き、高脂血症などの予防に役立ちます。ビタミンKには骨を強くする作用があり、大豆のカルシウムやイソフラボンとともに骨粗しょう症を予防します。ナットウキナーゼには、血栓を溶かす働きのほか、がんを防ぐ作用もあるといわれています。

●効果的な食べ方

食べる前によくかき混ぜると、ねばねばに含まれるムチンの効用が高まります。また、血栓は夜から明け方にかけてできやすいので、血栓予防のためには夕食に納豆を食べるのがベスト。ナットウキナーゼは熱に弱いので、高温での調理は避けましょう。

●組み合わせたい食品

納豆に含まれないβ-カロテンとビタミンCを補うため、薬味には青じそやねぎの青い部分を。ビタミンCとの組み合わせには、鉄の吸収率アップのほか、たんぱく質を材料としてコラーゲンを生成し、美肌をつくる効果もあります。ビタミンDが豊富なかつお節を加えると、カルシウムの吸収率も高まります。

●選び方・保存方法

製造日が新しいものを。粒がそろい、表面に灰白色の粘質物が出ているものが良質です。開封後はその日のうちに食べ切ります。

納豆とオクラのキムチあえ

119Kcal 食塩0.7g

がん、肌のトラブルの予防・改善におすすめ！

材料（2人分）

オクラ80g、白菜キムチ40g、納豆100g、しょうゆ小さじ1/2

作り方

①オクラはがくの部分を取り除き、塩（分量外）を振って板ずりし、さっとゆでて乱切りにする。

②キムチは細かく刻む。

③❶、❷と納豆、しょうゆをよく混ぜ、器に盛る。

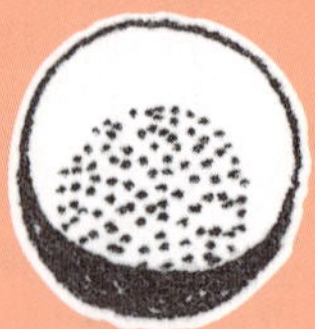

ごま

ゴマリグナンが老化を防いで肝機能を強化

100g
578kcal

大さじ1(8g)
46kcal

予防・改善
動脈硬化 高血圧 骨粗しょう症 肌のトラブル など

おもな栄養素
ビタミンB_1 カルシウム 鉄 食物繊維 ゴマリグナン など

●栄養素と働き

ごまに含まれる不飽和脂肪酸のオレイン酸には、コレステロールを減らし、動脈硬化や高血圧を予防する働きがあります。また、ごま特有のゴマリグナンも注目したい成分です。

ゴマリグナンは、セサミン、セサミノールなど、異なる作用をもつ数種類の物質の総称。強い抗酸化力をもち、コレステロールの低下、肝機能の強化などに役立ちます。このほか糖質の代謝を活発にするビタミンB_1や、骨を強くするカルシウム、貧血を防ぐ鉄などもたっぷり含まれています。

●効果的な食べ方

炒ったものをすりつぶして使います。加熱によりゴマリグナンの抗酸化作用がアップし、すりつぶすことでかたい皮が破れて消化吸収がよくなります。すりつぶさずに食べると、消化されないまま排泄されてしまいがちです。

組み合わせたい食品

ブロッコリーや小松菜などの野菜と組み合わせるのがおすすめ。ごまにほとんど含まれていないビタミンCを補うことで鉄の吸収率が高まり、貧血予防に役立ちます。ビタミンB_1を効率よく利用するには、ねぎ類など硫化アリルを含む食品との組み合わせが有効。さけやきのこなどと一緒にとると、ビタミンDの働きでカルシウムの吸収率がアップします。

選び方・保存方法

粒がそろっていてつやがあるものを選びます。湿気を避けて室温で保存します。

小松菜のごまよごし

37Kcal 食塩1.5g

動脈硬化、貧血の予防・改善におすすめ！

材料（2人分）

小松菜 150g、Ⓐ[だし汁 1/2カップ、しょうゆ 大さじ1、みりん 小さじ2、塩 少々]、白ごま 適量

作り方

①小松菜は塩（分量外）を加えた熱湯でさっとゆでて水にさらし、水気を絞って4cm長さに切る。

②ボウルなどでⒶを混ぜ合わせ、❶を加えて味を含ませる。

③白ごまは香ばしく炒り、すり鉢で軽くする。すり鉢がない時は、包丁でたたいてもよい。

④❷にごまを加え、よくあえてから器に盛る。

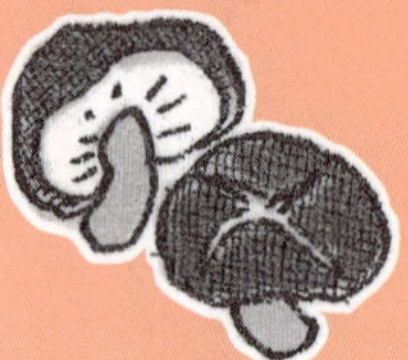

きのこ類

ビタミンB群、Dのほか、特有成分も

100g
18kcal
1個（15g）
2kcal
可食部11g
※しいたけの場合

予防・改善
がん 動脈硬化 高血圧 糖尿病 骨粗しょう症 など

おもな栄養素
ビタミンB群 ビタミンD 食物繊維 β-グルカン など

●栄養素と働き

きのこ類に共通する栄養素には、カルシウムの吸収を高めるビタミンD、脂質や糖質の代謝を助けるビタミンB群、便通を整える食物繊維のほか、きのこの特有成分で、強い抗がん作用をもつβ－グルカンがなどがあります。しいたけに含まれるエリタデニンは、動脈硬化の予防や血圧のコントロールに効果的。まいたけの成分、X－フラクションやMD－フラクションは糖尿病やがんの予防に有効です。

●効果的な食べ方

β－グルカンなどの有効成分は水溶性なので、水洗いせずにふきんなどで汚れを取るのがベスト。味付けは薄めにし、炒め物の水分や煮物の煮汁も残さず食べましょう。しいたけは、かさの裏側を30分ほど日光に当てると、ビタミンDの含有量がアップします。

●組み合わせたい食品

カルシウムが豊富な小魚や小松菜などと組み合わせると、ビタミンDの作用でカルシウムの吸収率が高まります。また、ビタミンB群は、たんぱく質やビタミンEと一緒にとることで効果がアップ。肉類、魚介類や大豆製品、植物油などと一緒に調理してみましょう。また、豊富な食物繊維は余分なコレステロールの排泄を促進。高コレステロールのメニューには、きのこ類を加えると安心です。

●選び方・保存方法

肉厚で、軸にはりがあるものが良質。ポリ袋に入れて野菜室で保存します。

きのことさんまのサラダ

258 Kcal・食塩 1.3g

骨粗しょう症、疲労の予防・改善におすすめ!

材料（2人分）

さんま 1尾、塩 少々、キャベツ 100g、玉ねぎ 80g、生しいたけ 4枚、しめじ 1/2パック、Ⓐ[赤ワイン 大さじ1、サラダ油 小さじ2、トマトケチャップ・しょうゆ・酢 各小さじ2、砂糖小さじ1]

作り方

①さんまは両面に塩を振って焼き網かグリルで焼き、骨を除いて食べやすく身をほぐす。②鍋に水を入れて沸騰させ、食べやすく切ったキャベツ、玉ねぎ、しいたけ、しめじの順に加えてゆで、ざるにあげて水気をきる。③❶、❷を合わせ、よく混ぜ合わせたⒶであえる。

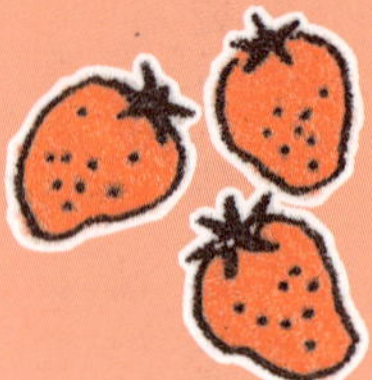

いちご

10粒で1日分のビタミンCがとれる

100g
34kcal

5個（80g）
27kcal

可食部78g

予防・改善
がん
動脈硬化
かぜ
肌のトラブル
など

おもな栄養素
ビタミンC
カリウム
食物繊維
など

●栄養素と働き

ビタミンCの含有量が多く、約10粒で1日の所要量を満たすほどです。ビタミンCのおもな働きは、皮膚や血管を強くするコラーゲンを生成すること。さらに、免疫力を高めて感染症やがんを予防したり、副腎皮質ホルモンの生成を助けて体をストレスから守ったりする作用もあります。また、いちごに含まれる水溶性食物繊維のペクチンには、血糖値の抑制やコレステロール低下などの働きがあり、糖尿病や動脈硬化などの予防にも有効です。

●効果的な食べ方

水溶性のビタミンCの損失を防ぐため、洗う時はへたを付けたままにします。へたを取ってから洗うと、その部分からビタミンCが流出してしまいます。洗った後、水気のある状態で放置するのも間違い。手早く洗ってかへたを取り、すぐに食べるようにします。

組み合わせたい食品

便秘解消には、ヨーグルトと一緒に。食物繊維が腸内で乳酸菌を増やし、腸内環境を整えます。美肌づくりのためには、ビタミンCとたんぱく質の組み合わせがベスト。ほたて貝やひらめなど、淡白な味の魚介類にいちごを使ったドレッシングを添えるなど、一緒にとれるメニューを工夫してみましょう。

選び方・保存方法

へたの緑色が濃く、形がしっかりしていて果肉につやがあるものが新鮮。洗ったりへたを取ったりせずに、冷蔵庫で保存します。

いちごのヨーグルトゼリー

71 Kcal 食塩 0.1g

肌のトラブル、便秘の予防・改善におすすめ！

材料（6人分）

粉ゼラチン 大さじ1、水 大さじ3、いちご 300g、砂糖 大さじ2、ラム酒 大さじ1、Ⓐ［牛乳 1/2カップ、砂糖 大さじ2］、プレーンヨーグルト 210g

作り方

①粉ゼラチンを水に振り入れてふやかす。②いちごはへたを取り、砂糖、ラム酒と一緒にフードプロセッサーにかける。③鍋にⒶを入れて弱火にかけ、砂糖が溶けたら❶を入れて溶かす。④鍋を火からおろし、粗熱がとれたらプレーンヨーグルトと❷を加えて混ぜ、型に入れて冷やす。

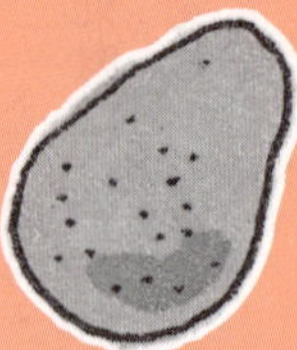

アボカド

植物性の脂質がコレステロールを下げる

100g
187kcal

1個(200g)
262kcal

可食部140g

予防・改善
動脈硬化 高脂血症 高血圧 肌のトラブル など

おもな栄養素
ビタミンB_2 ビタミンC ビタミンE カリウム など

●栄養素と働き

コクのある味と豊富な栄養成分から「森のバター」ともいわれるアボカドは、全体の約20%が脂質です。ただし、この脂質の80%はオレイン酸などの不飽和脂肪酸。コレステロールを減らし、動脈硬化などの予防に効果を発揮します。抗酸化力の高いビタミンEは老化を防いでがんなどを予防し、余分なナトリウム(塩分)の排泄を促すカリウムは高血圧を防ぐのに役立ちます。貧血の予防・改善に役立つ鉄や葉酸のほか、たんぱく質やビタミンB群、食物繊維なども含まれています。

●効果的な食べ方

切ったアボカドを放置しておくと、酸化して変色してしまいます。酸化を防ぐため、切ったらすぐにレモン汁をかけておきましょう。

組み合わせたい食品

アボカドに含まれる葉酸は赤血球の生成に関わっていますが、十分に働くためにはビタミンB_{12}が必要です。肉類や卵、まぐろやさけなどの魚介類でビタミンB_{12}を補い、貧血の予防に役立てましょう。また、切った後レモン汁をかけることでビタミンCが加わり、鉄の吸収率も高まります。ビタミンCが豊富な果物と組み合わせて、デザートにするのもよい方法です。

選び方・保存方法

皮が黒く、軽く押した時に弾力があるものが食べ頃。皮が緑色の未熟なものは室温で保存し、熟すのを待ちます。

アボカドとまぐろのあえ物

135 Kcal　食塩 0.8g

貧血、高脂血症の予防・改善におすすめ！

材料（2人分）

アボカド 70g、レモン汁 少々、まぐろ（赤身・刺身用）100g、しょうゆ 適量、もみのり 適量、おろしわさび 少々

作り方

① アボカドは皮をむいて種を取り除き、ひと口大に切ってレモン汁を振る。

② まぐろは1.5cm角に切り、しょうゆ小さじ1をからめる。

③ ❶と汁気をきった❷を器に盛る。しょうゆをかけてもみのりを散らし、おろしわさびを添える。

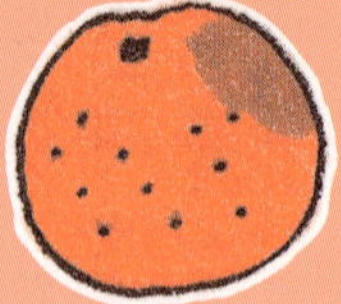

柑橘類

免疫力アップや血圧のコントロールに有効

100g
46kcal

1個(100g)
37kcal

可食部80g

※温州みかんの場合

予防・改善

がん
動脈硬化
かぜ
肌のトラブル
など

おもな栄養素

ビタミンC
カリウム
食物繊維
など

栄養素と働き

柑橘類に共通して多く含まれるのがビタミンＣ。コラーゲンをつくって粘膜や血管を丈夫にするほか、免疫力を高めて感染症やがんを予防したり、副腎皮質ホルモンの生成を助けて体をストレスから守ったりする働きもあります。薄皮や白い筋にはビタミンＰの一種・ヘスペリジンが豊富。毛細血管を強くし、血圧を下げるのに役立ちます。コレステロールや脂肪の代謝を促して動脈硬化を防ぐイノシトールなども注目したい成分です。

効果的な食べ方

ビタミンＣは時間がたつと減少するので、むいたり切ったりするのは食べる直前にします。また、グレープフルーツジュースで薬を飲んではダメ。クマリンという成分が薬の血中濃度を上げ、副作用を招く場合があります。

組み合わせたい食品

ビタミンCの効用を生かす食べ方がおすすめです。肉類、魚介類などたんぱく質が豊富な食材との組み合わせは、美肌づくりに効果的。レバーやあさりなど鉄を多く含むものと一緒にとれば鉄の吸収率が高まり、貧血予防につながります。また、柑橘類の汁には、焼き魚の焦げた皮に含まれる発がん性物質の働きを弱める作用があります。焼き魚には、レモンやすだちなどを添えるとよいでしょう。

選び方・保存方法

重みがあり、形が整ったものが良質。室温で保存することができます。

白身魚のレモンみそ風味グリル

65Kcal 食塩1.0g

肌のトラブルの予防・改善におすすめ！

材料（2人分）

白身魚 2切れ、酒 小さじ1、塩 少々、サラダ油 少々、Ⓐ[みそ 小さじ2、砂糖 小さじ2/3、レモンの絞り汁 小さじ1、レモンの皮（みじん切り）少々]

作り方

①白身魚は半分に切り、酒と塩を振る。

②オーブンの天板にサラダ油を塗ったアルミホイルを敷き、❶をのせて200～250℃で約5分焼く。

③白身魚の上面に、よく混ぜ合わせたⒶを塗り、さらに3分焼く。

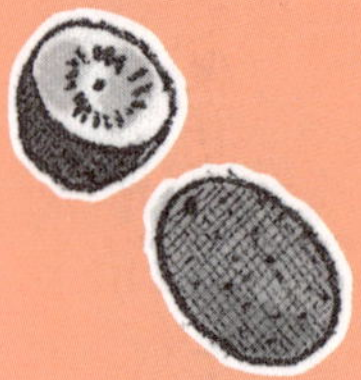

キウイフルーツ

1個でビタミンC所要量の半分以上を満たす

100g
53kcal

1個(100g)
45kcal

可食部85g

予防・改善

がん
動脈硬化
肌のトラブル
便秘
など

おもな栄養素

ビタミンC
カリウム
食物繊維
など

●栄養素と働き

ビタミンCを豊富に含んでおり、1個で1日の所要量の半分以上を満たします。ビタミンCには、コラーゲンの生成や免疫力強化のほか、鉄の吸収を助ける、ストレスから体を守るなどの作用があります。水溶性食物繊維のペクチンもたっぷり。ペクチンには血糖値の抑制やコレステロール低下などの働きがあり、糖尿病や高脂血症の予防に有効です。

●効果的な食べ方

ビタミンC摂取のためには生で食べるのがいちばん。たばこを吸う人、ストレスが多い人はビタミンCの消費量が多いといわれているので、しっかり補給するようにしましょう。食べた時舌に感じる刺激は、たんぱく質分解酵素・アクチニジンによるもの。果汁を肉にかければ、肉質を柔らかくしてくれます。

●組み合わせたい食品

アクチニジンがたんぱく質の消化を助けるため、肉類・魚介類と一緒にとれば胃もたれの予防に。また、ビタミンC＋たんぱく質の作用でコラーゲンの生成が活発になり、美肌づくりにもつながります。緑黄色野菜と植物油やナッツを加えてβ-カロテンとビタミンEを補えば、ビタミンCとの相乗効果で抗酸化力がアップ。がん予防の効果が高まります。

●選び方・保存方法

皮にしみや傷がなく、適度な弾力があるものを。かたい場合は室温で追熟させます。りんごと一緒にポリ袋に入れておくと早く熟します。

キウイとトマトのサラダ

101 Kcal 食塩 0.5g

がん、肌のトラブルの予防・改善におすすめ！

材料（2人分）

キウイ 200g、トマト 200g、プレーンヨーグルト 1/2カップ、塩・カレー粉 各少々、サラダ油 小さじ1/4

作り方

①キウイは皮をむき、いちょう切りにする。

②トマトは皮を湯むきし、2cm角に切る。

③プレーンヨーグルトに塩、カレー粉、サラダ油を加えて混ぜる。

④器に❶、❷を盛り、❸をかける。

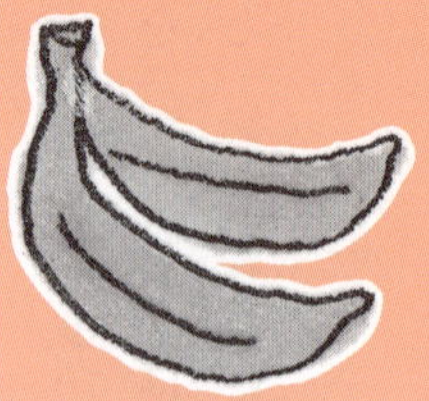

バナナ

消化吸収にすぐれた手軽なエネルギー源

100g
86kcal

1本(150g)
77kcal

可食部90g

予防・改善

がん
高血圧
便秘
肌のトラブル
など

おもな栄養素

ビタミンC
カリウム
マグネシウム
食物繊維
など

栄養素と働き

果糖やブドウ糖など、消化吸収されやすい炭水化物を豊富に含んでいるため、即効性のあるエネルギー源となります。余分なナトリウム（塩分）の排泄を促し、高血圧を予防するカリウムもたっぷり。水溶性食物繊維のペクチンが便の量を増やして柔らかくするうえ、オリゴ糖が腸内の善玉菌を増やして腸を活性化させるので、便秘解消にも役立ちます。がん細胞の増殖を抑え、血管をしなやかに保つＴＮＦという物質を活性化させる因子が非常に多く含まれることもわかっています。

効果的な食べ方

空気に触れると、酵素の働きで果肉が変色します。すぐに食べない場合は皮をむいたあとレモン汁をかけておきます。また、バナナには体を冷やす作用も。冷え性の人や胃腸が弱い人は加熱してとるとよいでしょう。

●組み合わせたい食品

不眠症には、牛乳と合わせたバナナジュースを。バナナに含まれるメラトニンはリラックス効果や催眠効果のある成分。牛乳に含まれるトリプトファンも体内でメラトニンをつくるので、相乗効果で催眠作用がアップします。クエン酸を含む柑橘類と一緒にとるのも正解。果糖やブドウ糖にクエン酸が加わると、エネルギー源を体に貯える効率が高まります。

●選び方・保存方法

皮が黄色く、褐色の斑点が出始めた頃が食べごろ。低温に弱いので室温で保存します。

バナナとミルクのデザート

136 Kcal 食塩 0.1 g

高血圧、不眠症の予防・改善におすすめ！

材料（2人分）

バナナ 400g、牛乳 1·1/2カップ、レモン 少々

作り方

①バナナは皮をむき、適当な大きさに折って器に入れて、レモンを振りかける。

②器の中で、フォークの背を使ってバナナをつぶす。牛乳を加えてよく混ぜる。

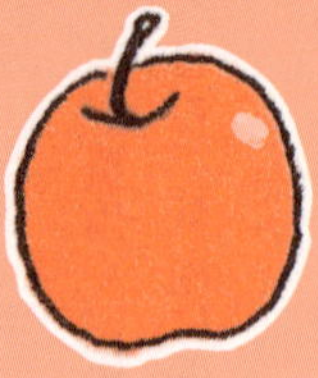

りんご

豊富な食物繊維が動脈硬化や高血圧を予防

100g
54kcal

1個（300g）
138kcal

可食部255g

予防・改善
がん
動脈硬化
高血圧
便秘
など

おもな栄養素
ビタミンC
カリウム
食物繊維
など

●栄養素と働き

りんごに多く含まれる水溶性食物繊維のペクチンには、腸の働きを整え、コレステロールや血糖値を抑制する働きがあります。さらにカリウムが余分なナトリウム（塩分）の排泄を促すため、動脈硬化や高血圧、糖尿病などの予防に効果を発揮します。酸味のもとであるクエン酸やリンゴ酸は体内の疲労物質の代謝を活発にし、疲労回復を助ける成分。皮に含まれるアントシアニンには、抗がん作用のほか、ウイルスに対する免疫力を高めたり、血栓を防いだりする作用もあります。

●効果的な食べ方

ペクチンは皮に多いので、無農薬のものをよく洗い、皮ごと食べるのがいちばん。便秘をなおしたい時は丸かじり、下痢をなおしたい時はすりおろして食べるとよいでしょう。皮をむいた後の変色は、薄い塩水に浸すかレモン汁をかけておくと防げます。

●組み合わせたい食品

便秘解消には、善玉菌であるビフィズス菌や乳酸菌を含むヨーグルトと一緒に。食物繊維が善玉菌を増やし、腸内環境を整えます。また、コレステロールを多く含む食品と組み合わせるのもよい方法。肉類のソテーには、りんごを使ったソースを添えてみましょう。

●選び方・保存方法

皮の色が鮮やかで傷がないものを選びます。室温でも保存できますが、ポリ袋に入れて野菜室で保存すると長持ちします。

りんごとさつまいものスープ

74Kcal 食塩0.4g

便秘の予防・改善におすすめ！

材料（2人分）

さつまいも50g、りんご100g、Ⓐ[レモン汁・はちみつ 各大さじ1/2]、低脂肪乳1/2カップ、りんごジュース1カップ、プレーンヨーグルト30g、塩・こしょう 各少々

作り方　①さつまいもはラップに包んで電子レンジ（500W）で約7分加熱し、皮をむいて乱切りにする。②皮をむいて薄切りにしたりんごとⒶを耐熱容器に入れ、ラップをかけて電子レンジで約4分加熱する。③鍋に❶と牛乳を入れ、さつまいもをつぶしながら煮る。④❷、❸、りんごジュース、プレーンヨーグルトをフードプロセッサーにかける。⑤❹を鍋に戻して温め、塩、こしょうで味を調える。

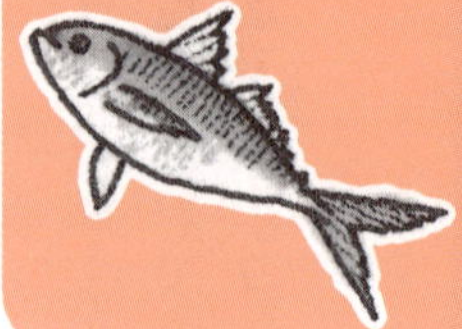

あじ

脳の活性化に役立つＤＨＡがたっぷり

100g
121kcal

中1尾(180g)
98kcal

可食部81g

予防・改善
動脈硬化
高血圧
脳血管障害
痴呆
など

おもな栄養素
たんぱく質
ビタミンB_2
タウリン
ＤＨＡ
ＩＰＡ
など

栄養素と働き

あじの脂質には、ＤＨＡ、ＩＰＡなどの不飽和脂肪酸がたっぷり含まれています。ＤＨＡは脳や神経組織の情報伝達を助けるため、痴呆を予防・改善するのに有効。ＩＰＡは、血栓を溶かして血流をスムーズにし、脳血管障害や心筋梗塞の予防に効果を発揮します。血圧やコレステロールを調整するタウリンやカリウムも豊富です。

効果的な食べ方

ＤＨＡやＩＰＡが豊富なのは、皮と身の間や内臓の周り、目の後ろの部分など。効率よくとるには、丸ごと煮たものを煮汁ごと食べるのがおすすめです。魚の焦げには発がん性があるといわれているので、焼いて食べるなら焼き過ぎに注意。また、おろして使った場合は、骨の部分を油で揚げて骨せんべいにすると、カルシウム補給に役立ちます。

●組み合わせたい食品

DHAやIPAは酸化しやすいので、酸化防止に役立つ成分と一緒にとるとよいでしょう。緑黄色野菜や柑橘類、植物油など、β－カロテン、ビタミンC、Eが豊富な食品との組み合わせが有効です。また、きのこや海藻類など食物繊維の多い食品を加えることで、動脈硬化を防ぐ作用がいっそうアップします。

●選び方・保存方法

ぜいごがしっかりしていてヒレにはりがあり、目が澄んでいるものが新鮮。その日のうちに食べない場合は、マリネにして保存を。

あじのグレープフルーツサラダ

56Kcal 食塩0.5g

脳血管障害、動脈硬化の予防・改善におすすめ！

材料（2人分）

あじ 中1尾、わかめ（水で戻したもの）20g、
グレープフルーツ 50g、
Ⓐ[酢 小さじ2、だし汁 小さじ2、砂糖 小さじ1/2、塩 少々]

作り方

①あじは3枚におろして小骨を取り、皮をむいて薄く切る。
②わかめはひと口大に切る。
③グレープフルーツは皮と薄皮をむき、食べやすい大きさに切る。
④❶～❸を器に盛り、よく混ぜ合わせたⒶをかける。

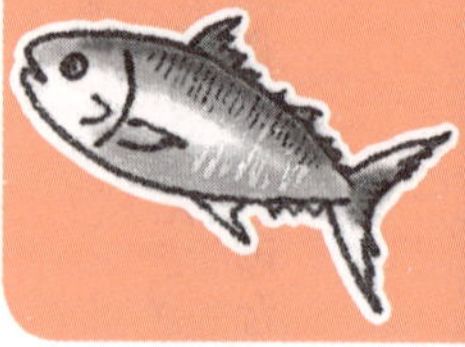

まぐろ

痴呆を防ぎ、血液サラサラ効果も

予防・改善

動脈硬化
高血圧
脳血管障害
痴呆
など

おもな栄養素

たんぱく質
ビタミンD
ナイアシン
DHA
IPA
など

●栄養素と働き

トロには不飽和脂肪酸のＤＨＡとＩＰＡが豊富。とくにＤＨＡの含有量は魚の中でナンバーワンです。脳を活性化させるＤＨＡは痴呆の予防・改善やコレステロール低下に、血栓を溶かして血液をサラサラにするＩＰＡは高血圧や脳血管障害の予防に役立ちます。また筋肉や血管をつくるのに欠かせないたんぱく質や、高い抗酸化力で動脈硬化やがんを防ぐビタミンE、セレンなども含まれています。

●効果的な食べ方

赤身にはたんぱく質、トロにはＤＨＡやＩＰＡ、血合いにはビタミンEやタウリンが豊富。部位によって栄養価が違うので、目的に合ったものを選びましょう。また、ＤＨＡやＩＰＡは酸化しやすいので、できるだけサク

100g
125kcal
1食分(80g)
100kcal

※くろまぐろの場合

で買い、食べる直前に切るようにします。

●組み合わせたい食品

DHAやIPAを生かしたいなら、β－カロテン、ビタミンC、Eなど抗酸化力の高い成分をプラス。緑黄色野菜や植物油などを利用しましょう。ビタミンCとの組み合わせは美肌づくりにも効果的です。また、チーズやほうれんそうなどカルシウムたっぷりの食品とも好相性。まぐろのビタミンDがカルシウムの吸収率を高め、骨粗しょう症を予防します。

●選び方・保存方法

サクの場合は、筋目が等間隔にまっすぐ並んでいるものが良質。その日のうちに食べない分は、しょうゆに漬けておき、翌日調理を。

まぐろのチーズ焼き

167 Kcal 食塩 0.5 g

骨粗しょう症、脳血管障害の予防・改善におすすめ！

材料（2人分）

まぐろ（赤身・刺身用）150g、塩・こしょう 各少々、
玉ねぎ 50g、ピザ用チーズ 30g、パプリカ（粉末）少々

作り方

①まぐろは薄いそぎ切りにし、塩、こしょうを振る。
②玉ねぎはみじん切りにする。
③耐熱皿に❶を並べて❷をのせ、さらにチーズをのせる。
④250℃のオーブンで、チーズが色づくまで約14分焼く。
⑤仕上げにパプリカを振る。

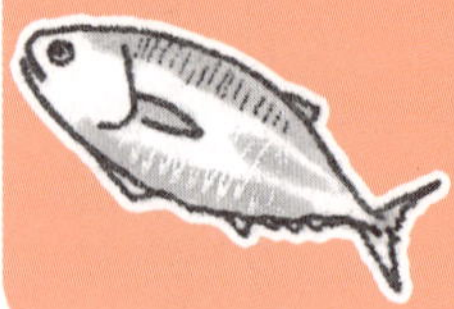

かつお

たんぱく質&ビタミンＢ群、Ｄがたっぷり

100g
165kcal

1節（400g）
660kcal

※秋獲りの場合

予防・改善

動脈硬化
高血圧
貧血
疲労
など

おもな栄養素

たんぱく質
ビタミンＢ群
ビタミンＤ
ナイアシン
など

●栄養素と働き

筋肉や血管をつくるたんぱく質に加え、ビタミンB_1、B_6、B_{12}、ナイアシンといったビタミンＢ群、ビタミンＤ、鉄などが豊富。ビタミンＢ群は糖質や脂質の代謝を促すほか、血行の改善や貧血の予防に役立ちます。ビタミンＤはカルシウムの吸収率アップ、鉄は貧血の予防に欠かせない栄養素です。このほか、脳を活性化させるＤＨＡ、血液をサラサラにするＩＰＡなども含まれています。

●効果的な食べ方

鮮度が落ちると食中毒を起こしやすいので、生の場合はにんにくやしょうがなど殺菌作用の高い薬味と一緒に食べるようにすると安心です。また、血合いはとくに栄養が豊富なので、捨てずに利用します。ただし、痛風の原因となるプリン体も多いので、尿酸値の高い人は食べ過ぎに注意しましょう。

●組み合わせたい食品

野菜や柑橘類を一緒にとると、たんぱく質とビタミンCの働きで、肌や血管を健康に保つことができます。また、ビタミンDにカルシウムを組み合わせると骨粗しょう症の予防に有効。DHAやIPAの働きを生かすなら、緑黄色野菜のβ-カロテンやビタミンC、植物油などのビタミンEと組み合わせましょう。

●選び方・保存方法

切り身なら血合いがはっきりしていて表面が油光りしていないもの、丸ごとなら皮の縞模様がくっきりしているものを選びます。

かつおのエスニックサラダ

125Kcal　食塩0.8g

脳血管障害の予防・改善、美肌におすすめ！

材料（2人分）

かつお（刺身用）150g、玉ねぎ100g、トマト100g、レタス40g、Ⓐ[ナンプラー 大さじ1/2、水 大さじ1/2、レモン汁 大さじ1、にんにく1片、赤唐辛子 少々]

作り方

①かつおは水気を拭き取り、7mm厚さに切る。
②玉ねぎは縦1/2に切り、繊維にそって薄切りにする。
③トマトはくし型に切り、レタスはひと口大にちぎる。
④❶〜❸を器に盛り、よく混ぜ合わせたⒶをかける。

さけ

赤い身に含まれる色素ががんを予防

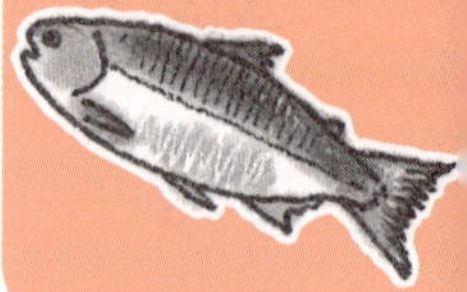

100g
133kcal

1切れ(100g)
133kcal

※しろさけの場合

予防・改善
がん 動脈硬化 骨粗しょう症 冷え性 など

おもな栄養素
ビタミンA ビタミンB群 ビタミンD ビタミンE アスタキサンチン など

●栄養素と働き

たんぱく質のほか、エネルギーの代謝に関わるビタミンＢ群や、カルシウムの吸収を助けるビタミンＤがたっぷり。不飽和脂肪酸のＤＨＡやＩＰＡも多く、痴呆や高血圧、動脈硬化などの予防にも役立ちます。さけの身の色は、アスタキサンチンという色素によるもの。アスタキサンチンには強い抗酸化作用があり、がんなどの予防に効果を発揮します。

●効果的な食べ方

アスタキサンチンは、皮に近い部分に多く含まれています。加熱してもこわれにくい成分なので、皮付きのまま調理して残さず食べましょう。ビタミンＢ群は水溶性なので、煮物にした場合はあんかけにするなどして、煮汁まで食べる工夫をしましょう。

組み合わせたい食品

野菜や柑橘類などでさけに不足しているビタミンCを補えば、体に必要な栄養素をまんべんなくとることができます。牛乳や乳製品との組み合わせも正解。ビタミンDの働きでカルシウムの吸収率が高まり、骨粗しょう症予防に効果を発揮します。にんにくや玉ねぎなどと一緒にとると、アリシンや硫化アリルの働きでビタミンB_1の吸収率が高まり、疲労回復や体力アップに役立ちます。

選び方・保存方法

身の色が鮮やかで、白い脂肪が筋状に入っているものを選びます。みそ漬けやかす漬けにすると、ある程度日持ちします。

さけとチーズのトマト煮

258Kcal 食塩1.9g

疲労、骨粗しょう症の予防・改善におすすめ！

材料（2人分）

生さけ 2切れ、塩・こしょう 各少々、薄力粉 大さじ1、サラダ油 大さじ2/3、オリーブ油 大さじ1/2、にんにく（みじん切り）1片、玉ねぎ（みじん切り）1/4個、トマト（水煮缶詰）200g、Ⓐ[塩 小さじ1/4、砂糖 小さじ1]、ピザ用チーズ 20g

作り方

① さけはひと口大に切り、塩、こしょうを振る。薄力粉をまぶし、サラダ油を熱したフライパンで焼く。

② 鍋にオリーブ油とにんにく、玉ねぎを入れて弱火で炒め、トマトとⒶ、❶を加えて約5分煮る。ピザ用チーズを加えてとろっとしたら器に盛る。

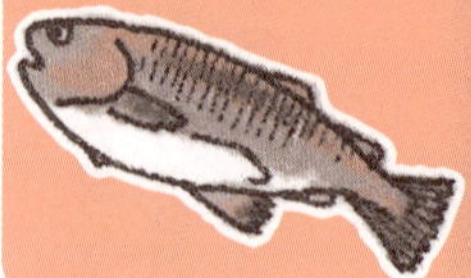

たら

消化吸収にすぐれ、低エネルギー

100g
77kcal

1切れ（100g）
77kcal

予防・改善

動脈硬化
肝臓病
貧血
かぜ
など

おもな栄養素

ビタミンB群
ビタミンD
タウリン
など

●栄養素と働き

魚の中では、たんぱく質や脂質は少なめ。低エネルギーなので、ダイエット中の人にもぴったりです。含まれているビタミンは、エネルギーの代謝に関わるビタミンB群やカルシウムの吸収を助けるビタミンD、免疫力アップに役立つ動物性のビタミンA・レチノールなど。そのほか、コレステロールを低下させるタウリン、肝機能強化やがん予防の作用をもつグルタチオン、免疫力を高めて感染症を防ぐ亜鉛なども含まれています。

●効果的な食べ方

鍋物や煮物に使った場合、ビタミンB群やタウリンなどが溶け出している煮汁も残さず食べること。たらの精巣は白子、卵巣はたらこです。どちらも栄養豊富ですが、身にくらべてコレステロールやプリン体含有量が多めなので、食べ過ぎに注意しましょう。

●組み合わせたい食品

大豆製品や乳製品と組み合わせると、ビタミンDの働きでカルシウムの吸収率が高まり、骨粗しょう症の予防に役立ちます。タウリンは、コレステロールを排泄する作用を高める食物繊維と一緒にとるのが正解。根菜や海藻類を上手に利用してみましょう。

●選び方・保存方法

身につやと透明感があり、皮にはりがあるものを選びます。その日のうちに調理しないものは、一切れずつラップで包んで、冷凍庫で保存しましょう。

たらとかぶのグラタン

302 Kcal　食塩 1.8g

骨粗しょう症、動脈硬化の予防・改善におすすめ！

材料（2人分）

たら 小2切れ、塩・こしょう 各少々、かぶ 200g、玉ねぎ 60g、Ⓐ[スープの素 1/2個、塩 小さじ1/4、水 1/2カップ]、ホワイトソース（缶詰）200g、粉チーズ 小さじ1/2

作り方

①たらは皮と骨を除いてひと口大に切り、塩、こしょうを振る。
②かぶは皮をむいて縦1/6に切り、玉ねぎは1cm角に切る。
③鍋に❶、❷とⒶを入れ、かぶが柔らかくなるまで煮る。
④耐熱皿に❸とホワイトソースを入れ、粉チーズを振ってオーブントースターで約7分焼く。

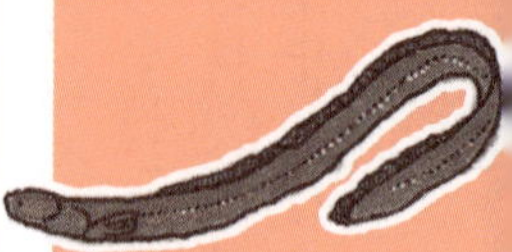

うなぎ

夏バテ防止に効果的なスタミナ食

100g
255kcal

1尾(200g)
383kcal

可食部150g

予防・改善

動脈硬化
胃の病気
冷え性
夜盲症
など

おもな栄養素

ビタミンA
ビタミンB_1
ビタミンB_2
ビタミンE
DHA
IPA
など

●栄養素と働き

豊富なビタミンAは、動物性のレチノールの形で含まれています。レチノールは、植物性のビタミンAであるβ-カロテンとくらべて吸収率が高く、粘膜や皮膚の強化、目の病気の予防のほか、免疫力を高めてかぜなどの感染症やがんを防ぐ働きがあります。また、ぬめりのある動物に含まれるムコ多糖類は、胃の粘膜を守り、消化吸収を助けます。このほか、脳を活性化して痴呆を予防・改善するDHA、動脈硬化や脳血管障害などを防ぐIPAなどもたっぷりです。

●効果的な食べ方

かば焼きが一般的ですが、脂質が気になる場合は蒸して油を落とした白焼きがおすすめです。ただし、うなぎはコレステロールや脂質が多い食品。高脂血症や動脈硬化などが気になる人は、食べ過ぎに注意しましょう。

●組み合わせたい食品

根菜類との組み合わせがおすすめ。豊富な食物繊維が、うなぎに含まれるコレステロールの排泄を助け、さらにうなぎに不足しているビタミンCの補給にも役立ちます。夏バテ対策には、にらやねぎ類と一緒に。アリシンがビタミンB_1の吸収率を高めるため、疲労回復に効果的です。

●選び方・保存方法

養殖ものなら、小ぶりで身がはっているものが良質。かば焼きなどに加工したものなら、身が厚いものを選びます。

う巻き風卵焼き

259Kcal 食塩 1.8g

疲労、目の病気の予防・改善におすすめ！

材料（2人分）

うなぎかば焼き 50g、万能ねぎ 20g、卵 4個、
Ⓐ[だし汁 大さじ2、みりん 大さじ1、砂糖 小さじ2、塩 少々]、
サラダ油 少々、大根おろし 25g

作り方

①うなぎは1cm角に切り、万能ねぎは小口切りにする。②卵を溶きほぐし、❶とⒶを加えて混ぜる。③卵焼き器を中火で熱してサラダ油を薄く塗り、❷の1/4量を流し入れる。④半熟になったら奥から手前へ巻き、あいた部分に油を塗って残りの1/3量を流し入れる。これを繰り返して焼きあげる。切り分けて器に盛り、大根おろしを添える。

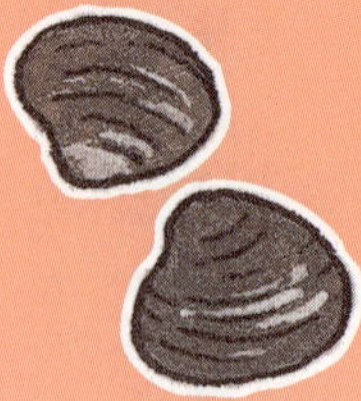

あさり

動脈硬化や貧血の予防・改善に

100g
30kcal

殻付き1食分(80g)
10kcal

可食部32g

予防・改善

動脈硬化
肝臓病
骨粗しょう症
貧血
など

おもな栄養素

ビタミンB_2
ビタミンB_{12}
タウリン
鉄
など

栄養素と働き

あさりはたんぱく質たっぷりで脂質が少なく、ビタミンやミネラルも豊富です。なかでも注目したいのは、タウリンが多く含まれていること。アミノ酸の一種であるタウリンには肝機能を高めてコレステロールの排泄を促すほか、交感神経を鎮めて血圧の上昇を防ぐ働きがあります。貧血の予防・改善に役立つ鉄とビタミンB_{12}や、糖尿病の予防に効果のあるクロムなども含まれています。

効果的な食べ方

あさりを加熱した時に出る水分には、ビタミンB群やタウリンが溶け出しています。みそ汁やスープのほか、炒め物の場合はあんかけにするなどして、汁まで食べるようにするとよいでしょう。

組み合わせたい食品

ビタミンCが豊富な野菜類との組み合わせがおすすめ。ビタミンCが鉄の吸収率を高めるため、貧血の予防・改善に役立ちます。根菜や海藻類と一緒にとるのもよい方法。コレステロールを吸着する食物繊維と、肝機能を高めてコレステロールの排泄を促すタウリンの相乗効果で、高脂血症や動脈硬化を予防する作用がいっそうアップします。

選び方・保存方法

口がしっかり閉じていて、殻の模様がくっきりしているものを。2〜3%の塩水につけ、暗いところで砂をはかせます。むき身の場合は、身にはりとつやがあるものが良質です。

あさりと野菜の香り炒め

101 Kcal 食塩 1.8g

貧血、肝臓病の予防・改善におすすめ！

材料（2人分）

れんこん 100g、ししとう 40g、サラダ油 小さじ1、
にんにく（みじん切り）1片、赤唐辛子（小口切り）1本、
あさり（殻付き）300g、
Ⓐ[酒・水 各大さじ1、しょうゆ 小さじ1]

作り方

①れんこんは2mm厚さのいちょう切りにし、酢水にさらす。②ししとうは薄い小口切りにする。③フライパンにサラダ油、にんにく、赤唐辛子を入れて炒め、香りが出たられんこんを加えて軽く炒める。④あさりとⒶを加えてふたをし、約2分蒸し煮にする。⑤❷を加えて軽く混ぜる。

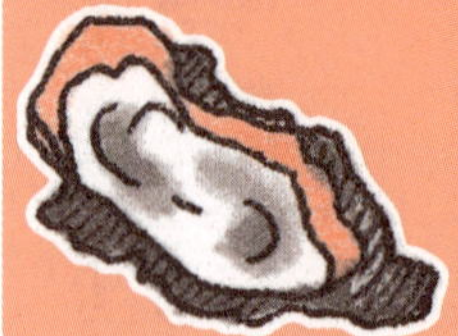

かき

肝機能を高めてくれる「海のミルク」

100g
60kcal

むき身1食分(50g)
30kcal

予防・改善

動脈硬化
高血圧
脳血管障害
肝臓病
など

おもな栄養素

ビタミンB_1
ビタミンB_2
タウリン
亜鉛
など

●栄養素と働き

かきは滋養強壮に役立つ食品として知られていますが、滋養のもとはうまみ成分でもあるグリコーゲンやタウリンです。グリコーゲンはエネルギー源として効率よく使われるほか、肝機能の向上にも役立ちます。タウリンは、肝臓で胆汁酸を増やしてコレステロールの排泄を促進。さらに交感神経を鎮めて血圧の上昇を防ぐ働きもあります。このほか、エネルギーの代謝を促すビタミンB_1やB_2、免疫機能を高めて感染症を防ぐ亜鉛、貧血の予防・改善に欠かせない鉄なども豊富です。

●効果的な食べ方

栄養素を効率よくとるには、新鮮なものを生で食べるのがいちばんです。加熱した場合は煮汁なども残さず食べること。かきから出た水分の中には、ビタミンB群やタウリン、亜鉛などの成分が溶け出しているからです。

●組み合わせたい食品

動脈硬化や高血圧が気になる人は、根菜や海藻類と一緒に。タウリンと食物繊維がコレステロールの排泄を促進します。にらやにんにくとの組み合わせはスタミナ補給にぴったり。アリシンの作用でビタミンB_1の働きが高まります。ビタミンCの多い食品を加えれば鉄の吸収率がアップし、貧血予防に有効です。

●選び方・保存方法

むき身の場合、身がふっくらとして縁の部分の黒が濃いものが新鮮。殻付きは鮮度の判断が難しいので、信頼できる店で購入を。

かきと厚揚げのみそ炒め

163 Kcal 食塩 1.0g

疲労、肝臓病の予防・改善におすすめ！

材料（2人分）

かき（むき身）150g、厚揚げ 100g、にら 100g、にんじん 20g、サラダ油 大さじ1、しょうが（みじん切り）1かけ、Ⓐ[みそ 大さじ1、みりん 小さじ2]

作り方

①かきはよく洗い、ざるにあげて水気をきる。
②厚揚げは熱湯をかけて油抜きし、1cm厚さに切る。
③にらは4cm長さに切り、にんじんはせん切りにする。
④フライパンにサラダ油としょうがを入れて炒め、香りが出たら❶、❷を加えてかきに火が通るまで炒める。
⑤❸を加えて炒め、よく混ぜ合わせたⒶで味付けする。

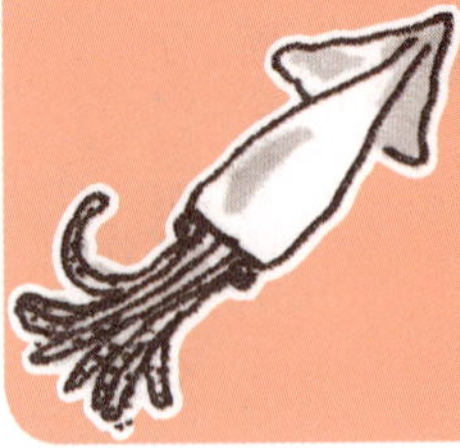

いか

いかすみにはがんを防ぐ作用も

100g
88kcal

1ぱい（300g）
198kcal

可食部225g

※するめいかの場合

予防・改善

がん
動脈硬化
高血圧
脳血管障害
など

おもな栄養素

ナイアシン
ビタミンE
タウリン
シトステロール
など

●栄養素と働き

たんぱく質が豊富で低エネルギーのいかは、ダイエット中の人でも安心して食べられる食品。コレステロールや血圧の低下に効果のあるタウリンのほか、強い抗酸化作用で老化を防ぐビタミンE、コレステロールの吸収を抑え、排泄を促すシトステロールなども含まれています。また、いかすみに含まれるムコ多糖類・ペプチド複合体は、免疫力を高めてがんを防ぐことがわかっています。

●効果的な食べ方

表皮は消化が悪いので、むいてから使います。栄養を効率よくとるためには、生で食べるのがおすすめ。ビタミンB群やタウリン、シトステロールなどは水溶性なので、煮物などにした場合は煮汁も残さず食べましょう。

いかすみは加熱し過ぎると抗がん作用が弱まるので、長時間の加熱は避けます。

●組み合わせたい食品

食物繊維の豊富な根菜や海藻類と一緒にとると、コレステロール低下作用がいっそうアップ。また、いかすみは、緑黄色野菜、植物油と組み合わせてみましょう。強い抗酸化力をもつβ-カロテン、ビタミンC、Eとの相乗効果でがんを防ぐパワーが強まります。

●選び方・保存方法

透明感のある乳白色ではりがあり、目が澄んでいるものが新鮮。その日のうちに食べない場合は、内臓を取って皮をむいてからラップで包んで冷蔵庫で保存します。

いかとモロヘイヤのごま酢あえ

111Kcal 食塩2.5g

動脈硬化、高血圧の予防・改善におすすめ！

材料（2人分）

いか（胴）100g、モロヘイヤ100g、わかめ（塩蔵）30g、Ⓐ[ねぎ（みじん切り）10g、しょうが（みじん切り）1かけ、酢 大さじ1、しょうゆ 大さじ1･1/2、ごま油大さじ1/2、練りがらし 小さじ1/2]

作り方

①いかは皮をむき、表に細かく包丁目を入れて1cm幅に切り、塩（分量外）を加えた熱湯でゆでて水気をきる。②モロヘイヤは軽くゆで冷水に取り、水気を絞って1cm長さに切る。わかめは湯通しして水気を絞り、みじん切りにする。③器に❶、❷を盛り、よく混ぜ合わせたⒶをかける。

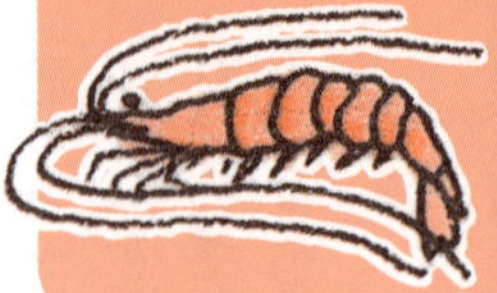

えび

殻にも有効成分がぎっしり

100g
95kcal

1尾(25g)
10kcal

可食部11g

※大正えびの場合

予防・改善

がん
動脈硬化
骨粗しょう症
糖尿病
など

おもな栄養素

ビタミンE
カルシウム
タウリン
キチン質
など

●栄養素と働き

えびの甘味をつくっているのが、ベタインやグリシンなどのアミノ酸。ベタインは糖尿病の予防、グリシンは美肌づくりやコレステロールの低下に効果があります。同様にコレステロールを下げる働きをもつ、タウリンやシトステロールなどの成分も含まれています。また、殻には骨をつくるカルシウムがたっぷり。食物繊維の一種で免疫力強化や老化防止作用の高いキチン質や、抗酸化力が高くがん予防に役立つアスタキサンチンなどが含まれていることも見逃せません。

●効果的な食べ方

えびの殻にはカルシウムやキチン質がたっぷり。小さめのものは、殻ごと素揚げやフライにするとよいでしょう。車えびなどの殻は、油でじっくり揚げればおつまみになります。

組み合わせたい食品

タウリンと相性のよい栄養素は食物繊維です。根菜やきのこ・海藻類、果物などと一緒にとると、タウリンのコレステロール低下作用が高まります。また、殻付きのえびは、ビタミンDが豊富な魚介類やきのこと組み合わせて。カルシウムの吸収率がアップし、骨粗しょう症の予防・改善に有効です。

選び方・保存方法

殻付きのものは、頭の付け根がしっかりしていて、透明感のあるものが新鮮です。むき身の場合は、身がふっくらとしていてはりがあるものを選びましょう。

えびのハーブ炒め

202 Kcal 食塩 0.6g

動脈硬化、骨粗しょう症の予防・改善におすすめ！

材料（2人分）

えび 10尾、塩・こしょう 各少々、生しいたけ 90g、オリーブ油 大さじ1、バター 10g、バジル（せん切り）5枚、パセリ（みじん切り）少々、レモン（くし形）2切れ

作り方

①えびは頭、背わた、殻を除き、塩、こしょうを振る。

②生しいたけは石づきを除き、6つに切る。

③フライパンにオリーブ油を熱して❶、❷を炒め、バター、バジル、パセリを加えて混ぜ合わせる。

④器に盛り、レモンを添える。

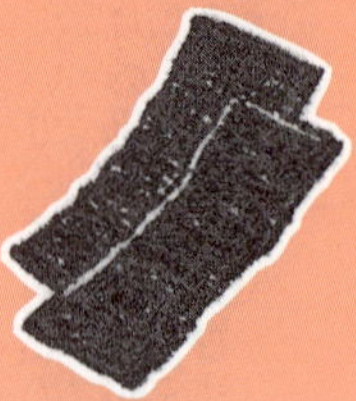

こんぶ

ぬめり成分が健康づくりに役立つ

100g
145kcal

10cm角（10g）
15kcal

※まこんぶの場合

予防・改善
動脈硬化
高血圧
骨粗しょう症
便秘
など

おもな栄養素
ビタミンB_1
カルシウム
カリウム
食物繊維
ヨウ素
など

●栄養素と働き

水につけた時のぬめりは、水溶性食物繊維であるアルギン酸やU－フコイダンによるもの。便秘を改善するほか、アルギン酸は血圧、コレステロール、血糖値の低下に、U－フコイダンはがんの抑制に効果があります。また、新陳代謝を活発にし、甲状腺ホルモンをつくるヨウ素や、骨粗しょう症の予防に欠かせないカルシウム、抗酸化作用の高いβ－カロテンなどの有効成分もたっぷりです。

●効果的な食べ方

こんぶの表面についている白い粉は、マンニットといううま味成分なので、洗い流さないようにします。だしをとった後のこんぶには、水に溶けにくいヨウ素やU－フコイダンなどの有効成分が残っているので、佃煮にするなど、上手に食べる工夫を。また、こんぶには天然の塩分が含まれているので、だしや料理に加える調味料は控えめにします。

組み合わせたい食品

カルシウムを生かすなら、ビタミンDが豊富な魚介類やきのこ類と一緒に。また、ビタミンCが豊富な野菜類とビタミンEの多い植物油などを加えれば、β-カロテンの抗酸化力アップに役立ちます。コレステロールを下げる食物繊維の働きは、いかなどに含まれるタウリンとの組み合わせでいっそうアップします。

選び方・保存方法

肉厚で色が黒っぽいものが良質。だし用と煮物用があるので、用途に合わせて選びます。

こんぶとさけのつくね　144Kcal　食塩0.9g

骨粗しょう症、便秘の予防・改善におすすめ！

材料（2人分）

生さけ150g、こんぶ20g、卵1/2個、Ⓐ[しょうゆ・塩 各少々、しょうがの絞り汁 小さじ1/3]、こんぶだし3/4カップ、Ⓑ[酒 小さじ1/2、しょうゆ 小さじ1/4、塩 少々]、ほうれんそう60g

作り方

①骨と皮を除いたさけの半量とこんぶをフードプロセッサーにかける。②❶に残りのさけと卵、Ⓐを加えてなめらかに混ぜ、6個に分けて丸める。③鍋にこんぶだしを入れて沸騰させ、❷を入れてひと煮立ちさせてからⒷで味を調える。④ゆでて食べやすく切ったほうれんそうを加える。

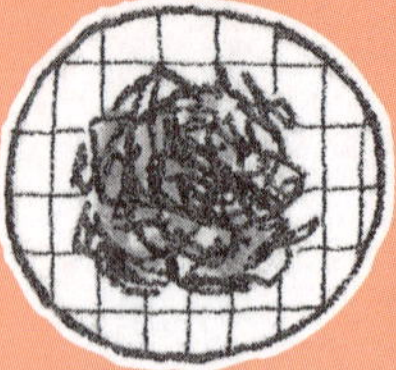

ひじき

丈夫な骨づくりと貧血予防のために

100g
139kcal

1食分(8g)
11kcal

予防・改善

高血圧
糖尿病
骨粗しょう症
貧血
など

おもな栄養素

カルシウム
マグネシウム
鉄
食物繊維
ヨウ素
など

●栄養素と働き

カルシウムは、マグネシウムとの比率がおよそ2対1の時、もっとも効率よく働きます。ひじきはカルシウムが豊富なうえ、マグネシウムとのバランスも理想的。骨粗しょう症予防の強い味方になってくれる食品です。鉄の含有量も多いので、貧血の予防・改善にも役立ちます。また、甲状腺ホルモンをつくるヨウ素、糖尿病や動脈硬化を防ぐクロム、腸の働きを整えて有害物質の排泄を促す食物繊維なども含まれています。

●効果的な食べ方

乾燥ひじきはよく洗った後、たっぷりの水につけて柔らかく戻してから調理します。煮る場合は、先に油で軽く炒めておくのがおすすめ。風味がよくなるだけでなく、豊富に含まれるβ-カロテンの吸収率も高まります。糖質のマンニトールには利尿作用があり、むくみの解消に効果的ですが、体を冷やす作用も。冷え性の人は食べ過ぎに注意しましょう。

●組み合わせたい食品

ビタミンCが豊富な野菜との組み合わせがベスト。カルシウムと鉄、両方の吸収率を高める働きがあります。骨粗しょう症予防のためには、さらに肉類、魚介類、大豆、きのこ類などを補い、たんぱく質やビタミンDの補給を心掛けるとよいでしょう。

●選び方・保存方法

乾燥品は大きさのそろっているもの、生はふっくらとして変色のないものを選びます。

ひじきとセロリのナムル

34Kcal 食塩0.4g

骨粗しょう症、貧血の予防・改善におすすめ！

材料（2人分）

ひじき（乾燥）4g、セロリ 50g、

Ⓐ[ねぎ（みじん切り）10g、ごま 小さじ1/2、砂糖 小さじ1/3、しょうゆ・塩 各少々、赤唐辛子（薄切り）1本]

作り方

①ひじきは水につけて戻し、さっとゆでてざるにあげる。

②セロリは筋を除き、斜め薄切りにする。

③Ⓐを混ぜ合わせておく。

④❶～❸をよく混ぜ合わせる。冷蔵庫で寝かし3時間後くらいが食べ頃。

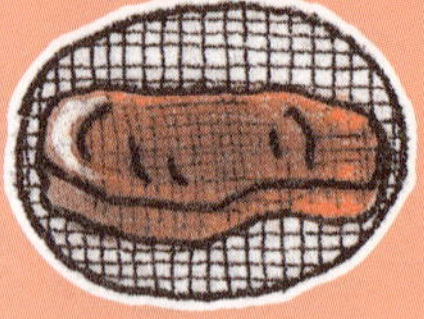

牛肉

たんぱく質の吸収&利用効率が高い

予防・改善

貧血
疲労
虚弱体質
など

おもな栄養素

たんぱく質
ビタミンB_1
ビタミンB_2
鉄
など

100g
246kcal
薄切り1枚(30g)
74kcal

※和牛もも・脂身付きの場合

栄養素と働き

良質のたんぱく質に恵まれたスタミナ食材。たんぱく質はさまざまなアミノ酸が集まってできていますが、牛肉のたんぱく質の組成はもっとも人体に近いため、吸収率や利用効率が高いのが特徴です。エネルギーの代謝に関わるビタミンB群や、貧血予防に欠かせない鉄、免疫機能を高めて感染症を防ぐ亜鉛などのミネラルも豊富。とくにレバーなどの内臓には、ビタミン、ミネラルがたっぷりです。

効果的な食べ方

高たんぱくで低脂肪なのはヒレやもも肉です。バラやロースは脂肪が多いので、コレステロール値が気になる人は脂身を取り除いて植物油で調理するとよいでしょう。加熱し過ぎないほうが味も消化もよくなります。

●組み合わせたい食品

動物性食品に含まれる鉄は、植物性のものより吸収率が高いヘム鉄です。ビタミンCが豊富な野菜や果物などと一緒にとると、貧血を予防する効果がアップします。牛肉は人の体内でつくれない「必須アミノ酸」をバランスよく含んでいます。唯一不足しているトリプトファンをほうれんそうや卵などで補えば、たんぱく質の作用がより高まります。

●選び方・保存方法

赤身の部分がつやのある鮮紅色をしているものが新鮮。ラップで包み、冷蔵庫で保管します。薄切り肉なら3〜4日、かたまり肉なら1週間を目安に食べ切るようにします。

牛肉とほうれんそうの酒鍋

191 Kcal 食塩 2.6g

貧血、疲労の予防・改善におすすめ！

材料（2人分）

水1カップ、酒3カップ、にんにく4片、牛肩薄切り肉200g、ほうれんそう200g、Ⓐ[しょうゆ・レモン汁 各適量]

作り方

①土鍋に水、酒、にんにくを入れ、沸騰させる。

②牛肉は食べやすい大きさに切る。

③ほうれんそうは洗って水気をきり、根元を切り落とす。

④❶に❷、❸を入れてさっとゆで、しょうゆとレモンを同量で混ぜたポン酢をつけていただく。

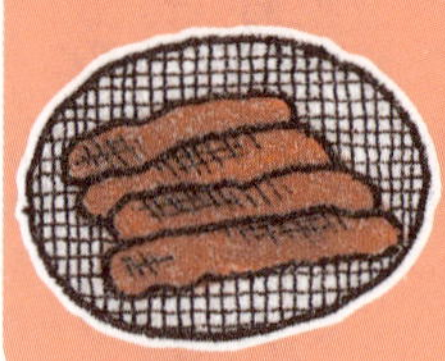

豚肉

豊富なビタミンB群が疲労回復に効果を発揮

100g
183kcal

薄切り1枚(30g)
55kcal

※もも・脂身付きの場合

予防・改善

動脈硬化
疲労
肌のトラブル
など

おもな栄養素

たんぱく質
ビタミンB_1
ビタミンB_2
ナイアシン
など

●栄養素と働き

日本人の主食である白米は糖質は豊富ですがビタミンB_1があまり含まれていません。しかし、糖質をエネルギーに変えるビタミンB_1は欠かせない栄養素です。豚肉にはそのビタミンB_1が豊富で、含有量は牛肉の10倍以上。疲労回復にも効果を発揮します。血管をしなやかにする良質のたんぱく質もたっぷりで、動脈硬化の予防に役立ちます。ビタミンB_2やナイアシンなどそのほかのビタミンB群のほか、鉄や亜鉛、カリウムなどのミネラルも多く含まれています。

●効果的な食べ方

寄生虫がいる恐れがあるので、中まで十分に火を通します。ビタミンB群は水溶性なので、煮物の場合は煮汁ごと食べるとよいでしょう。バラやロースは脂質が多いので、肥満やコレステロール値が気になる人は要注意。

●組み合わせたい食品

にらやにんにくなどと組み合わせると、アリシンの作用でビタミンB_1の吸収率がアップ。豊富なたんぱく質にビタミンCの多い野菜を加えれば、美肌効果も期待することができます。また、肉をたくさん食べると体内に疲労物質が増えますが、クエン酸をとることでそれを防ぐことができます。肉料理には柑橘類や酢を添えるようにしてみましょう。

●選び方・保存方法

つやのある淡いピンク色のものが良質。ラップで包み、冷蔵庫で保存します。

豚肉とかぼちゃのオイスターソース炒め

218Kcal 食塩2.6g

肌のトラブル、疲労の予防・改善におすすめ！

材料（2人分）

豚薄切り肉 140g、Ⓐ[塩 少々、酒 小さじ1]、かぼちゃ 200g、サラダ油 小さじ2、にんにく（みじん切り）1/2片、Ⓑ[オイスターソース 大さじ1·1/3、しょうゆ 大さじ1/2、酒・砂糖 各小さじ1、水 大さじ2]、水溶き片栗粉 適量、レタス（付け合わせ）40g

作り方

①豚肉は3cm長さに切り、Ⓐで下味をつける。②かぼちゃはくし型に切り、レンジ（500W）で約2分加熱。③フライパンに油を熱しにんにくを入れて❶を加え、色が変わったら❷を加えさらに炒める。④Ⓑで味を調え水溶き片栗粉を加える。

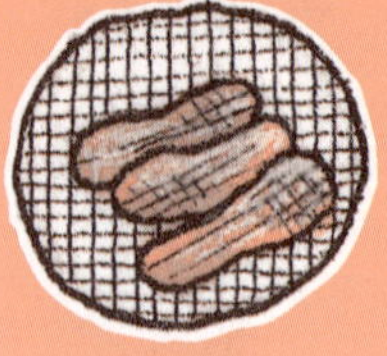

鶏肉

高たんぱく・低エネルギーのヘルシー食材

100g
253kcal

1枚（250g）
633kcal

※もも・皮付きの場合

予防・改善

がん
動脈硬化
疲労
肌のトラブル
など

おもな栄養素

たんぱく質
ビタミンA
ビタミンB_1
ビタミンB_2
など

栄養素と働き

鶏肉は、ほかの肉にくらべて繊維が細く柔らかいため、消化吸収がよいのが特長。胃の弱い人のたんぱく源としてもおすすめです。鶏肉のたんぱく質にはメチオニンが豊富なので、肝機能を強化し、脂肪肝などを防ぐのに効果的です。皮の部分に脂質が多いので、皮を取り除くか脂質の少ないささ身などの部位を選ぶとよいでしょう。

また、動物性のビタミンAであるレチノールも豊富。レチノールは粘膜や皮膚の強化、目の病気の予防のほか、免疫力を高めて感染症やがんを防ぐのに役立ちます。

効果的な食べ方

手羽先や皮には、たんぱく質の一種であるコラーゲンも豊富です。コラーゲンは肌や髪、爪を健康に保つ成分。煮物やスープにして汁ごと食べるのが効果的です。

●組み合わせたい食品

相性がいいのは、ビタミンCの多い野菜や柑橘類。たんぱく質を材料として体内でコラーゲンをつくり、粘膜や血管を健康に保ちます。もちろん美肌効果もバッチリ。鉄の吸収率も高まるので、鉄の豊富なハツや砂肝などの内臓肉を利用するのもよい方法です。

●選び方・保存方法

肉につやと透明感があり、皮の毛穴が盛り上がっているものが新鮮です。ラップで包み冷蔵庫で保存。牛肉や豚肉より傷みやすいので、早めに使い切ります。

鶏肉のオレンジソース

226 Kcal 食塩 0.9g

動脈硬化の予防・改善、美肌におすすめ！

材料（2人分）

鶏胸肉 160g、レタス 4枚、クレソン 6本、オレンジ 1/2個、
Ⓐ[粒入りマスタード 大さじ1/2、酢 大さじ1、
サラダ油 大さじ1 1/2、塩 小さじ1/4、こしょう 少々]

作り方

① 鶏胸肉は、酒（分量外）を加えた熱湯でゆでて冷まし、1cm厚さにそぎ切りする。
② レタスは太めのせん切りにし、クレソンは軸を除く。
③ オレンジは薄皮もむいて食べやすい大きさにし、Ⓐと混ぜ合わせる。
④ 器に❶、❷を盛り、❸をかける。

卵（鶏卵）

たんぱく源として、1日1個

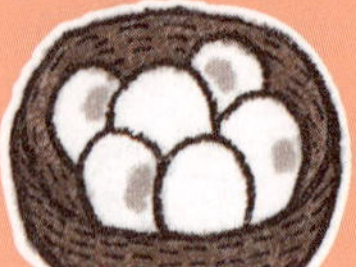

100g
151kcal
1個（60g）
77kcal
可食部51g

予防・改善
動脈硬化
糖尿病
心臓病
肌のトラブル
など

おもな栄養素
たんぱく質
ビタミンA
ビタミンB_2
ビタミンD
レシチン
など

●栄養素と働き

卵が完全食品と呼ばれるのは、体内でつくられない9種類の「必須アミノ酸」をすべて含み、ビタミンC以外のビタミン、カルシウム、鉄などのミネラルも豊富なため。コレステロールが高いと敬遠されることもありますが、たんぱく質によって脂質の代謝が進み、卵黄に含まれるレシチンがコレステロールを低下させるため、それほど心配はいりません。レシチンには、血栓を溶かして脳血管障害などを防いだり、神経物質の合成に関わって痴呆を予防したりする働きもあります。

●効果的な食べ方

加熱し過ぎると消化が悪くなるので、新鮮なものを半熟で食べるのがベスト。ただし、卵の殻には食中毒の原因となるサルモネラ菌が付いていることがあるので、食中毒シーズンにはしっかり加熱したほうが安心です。

組み合わせたい食品

野菜や果物でビタミンCと食物繊維を補えば、栄養のバランスは完璧。レバーや、さんまなどの魚介類に含まれるビタミンB_{12}と一緒にとるとレシチンの作用がアップします。注意したいのはインスタント食品との組み合わせ。多くのものに含まれるフィチンが、たんぱく質の吸収を妨げることがあります。

選び方・保存方法

重みがあり、殻の表面がざらついているものが新鮮です。パックのまま冷蔵庫で保存し、賞味期限を守って使いきります。

卵と野菜のカレースープ煮

119Kcal 食塩1.0g

動脈硬化、肌のトラブルの予防・改善におすすめ！

材料（2人分）

玉ねぎ50g、トマト50g、レタス40g、水2カップ、
カレールー10g、塩・こしょう 各少々、卵2個

作り方

①玉ねぎは薄切りにし、トマトはくし型に切る。
②レタスは食べやすい大きさに切る。
③鍋に水と❶を入れて火にかけ、沸騰したらカレールーを加えて溶かし、中火でさらに約2分煮る。
④レタスを加えて軽く混ぜ、塩、こしょうで味を調える。
⑤割りほぐした卵を❹に回し入れ、火をとめる。

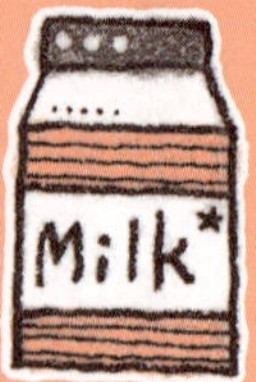

牛乳

吸収率の高いカルシウムが骨を元気に

100g
67kcal

1杯分(210g)
141kcal

予防・改善

動脈硬化
骨粗しょう症
胃の病気
貧血
など

おもな栄養素

たんぱく質
ビタミンB_2
カルシウム
脂質
など

栄養素と働き

丈夫な骨づくりに欠かせないカルシウムと良質のたんぱく質がたっぷり。牛乳のカルシウムは吸収率が高く、コップ1杯で1日の所要量の約3分の1をとることができます。牛乳のたんぱく質の約80%を占めるカゼインも注目したい成分。カルシウムの吸収を促すほか、免疫力アップや血圧の抑制にも効果を発揮します。また、牛乳に含まれる乳糖は、胃の粘膜を保護したり、善玉菌を増やして腸の働きを整えたりするのに有効。このほか、各種ビタミンもバランスよく含まれています。

効果的な食べ方

牛乳を飲むと下痢をする「乳糖不耐症」の人は、温めたものを少しずつ飲むか、料理に使います。温めると表面にできる膜はたんぱく質がかたまったものなので、捨てずに食べること。脂質の多さが気になる人は、脂肪分を取り除いたスキムミルクを利用しましょう。

●組み合わせたい食品

根菜や果物などと組み合わせるのがおすすめ。牛乳に含まれていない食物繊維を補えるうえ、ビタミンCがたんぱく質とともに働いて、肌や血管を健康に保ちます。また、大豆やかきなどマグネシウムを含むものを一緒にとると、カルシウムの吸収率が高まります。

●選び方・保存方法

製造年月日や賞味期限をチェックして新鮮なものを。冷蔵庫で保存し、開封後は2～3日で使い切るようにします。

トマトシェイク

105Kcal 食塩0.1g

骨粗しょう症、肌のトラブルの予防・改善におすすめ！

材料（2人分）

プチトマト100g、はちみつ 小さじ1、
プレーンヨーグルト1/2カップ、牛乳1/2カップ、
砂糖 大さじ1、バニラエッセンス少々

作り方

①プチトマトは洗ってへたを取る。

②すべての材料を合わせてミキサーにかけ、なめらかになるまで混ぜ合わせる。

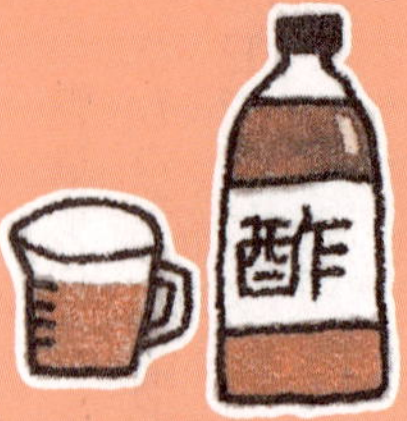

酢

有機酸のパワーで疲労回復

予防・改善

動脈硬化
高血圧
疲労
食欲不振
など

おもな栄養素

有機酸
アミノ酸
など

●栄養素と働き

米や果実などの原料を発酵させてつくる醸造酢には、さまざまなアミノ酸と有機酸がたっぷり含まれています。主成分である酢酸は、体内で有機酸の一種であるクエン酸に変化します。有機酸にはリンゴ酸、コハク酸など多くの種類があり、原料や製法によって含有量やバランスが違います。有機酸はエネルギーの代謝を高めて疲労を回復させるほか、血圧、コレステロール、血糖値の調節、自律神経の安定などに役立っています。各種のアミノ酸には、有機酸の作用を強める働きがあります。

●効果的な食べ方

疲れた時などに速効性を求めるなら、そのまま飲むのがいちばん。はちみつなどで甘味を加え、冷水で薄めると飲みやすくなります。

100g
46kcal
大さじ1(15g)
7kcal

※米酢の場合

健康のためには、1日に約15g（大さじ1）を目安にとるようにするとよいでしょう。

●組み合わせたい食品

カルシウムの吸収率を高める酢は小あじやいわしなど小魚との相性が抜群。酢を加えて煮れば骨まで柔らかくなり、丸ごと食べることができます。クエン酸がたんぱく質の吸収を助けてくれるため、大豆や肉類との組み合わせもおすすめ。また防腐・殺菌力も高く、調理の際に加えると食材が傷みにくくなります。

●選び方・保存方法

米酢、りんご酢、バルサミコ酢など、種類によって香りや味が違うので、料理に合わせて使い分けましょう。保存は冷暗所で。

酢大豆

180 Kcal 食塩 0.0g

骨粗しょう症、疲労の予防・改善におすすめ！

材料（2人分）

大豆（乾燥）1カップ、黒酢3カップ

作り方

①大豆はよく洗って水気をきる。

②❶をフライパンに入れ、弱火で約10分炒る。

③❷を保存瓶などに入れて、大豆の2倍くらいの酢（約2カップ）を注ぐ。

④大豆が酢を吸収したら酢を足す。大豆が酢を吸わなくなったらできあがり。

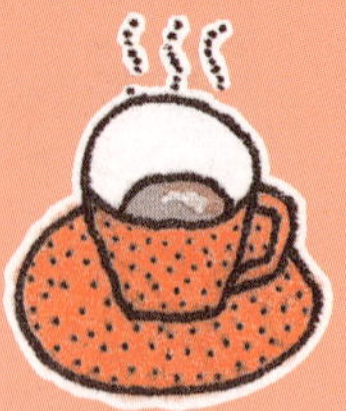

緑茶・紅茶

苦味の成分が生活習慣病を予防

100g
2kcal

1杯分(200g)
4kcal

※緑茶浸出液の場合

予防・改善
がん
動脈硬化
高血圧
かぜ
など

おもな栄養素
カルシウム
カリウム
ビタミンC(緑茶)
カテキン
など

●栄養素と働き

苦味や渋みの成分であるカテキンには強い抗酸化作用があり、がん予防に効果的。血圧やコレステロールを抑制する働きもあります。血圧降下作用のあるカリウムのほか、緑茶にはビタミンCも豊富に含まれています。

●効果的な食べ方

成分を生かすなら、粉末にした茶葉を食べるのがいちばん。水で抽出するのもおすすめ。

●組み合わせたい食品

紅茶にしょうがのすりおろしを加えたジンジャーティーは体を温めるのに有効。緑茶は粉末にしてごまや小魚と混ぜると、栄養たっぷりのふりかけになります。

●選び方・保存方法

密閉できる容器に入れて保存します。

第3章

注目のファイトケミカル

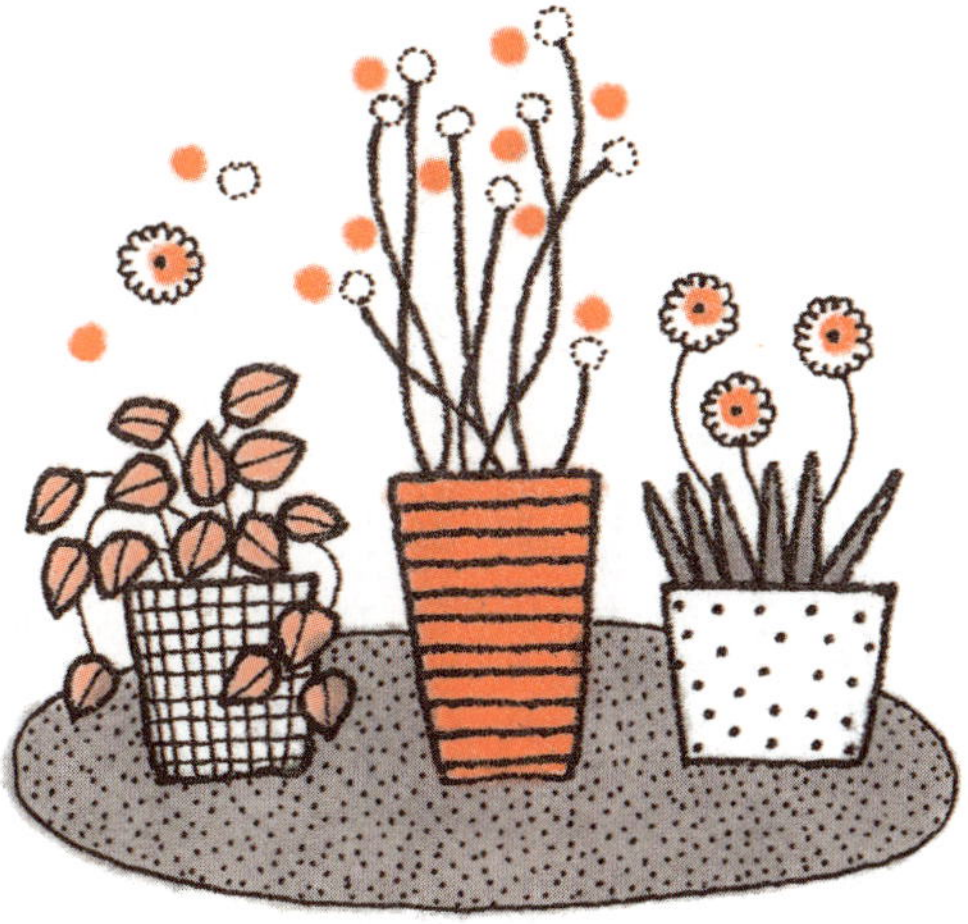

抗酸化成分があなたを生活習慣病から守る

ファイトケミカルとは？

ファイトケミカルの「ファイト」は、ギリシャ語で「植物」を意味します。ファイトケミカルは植物が太陽の有害な光や虫から身を守るためにつくり出す物質。野菜や豆類、果物など、植物性の食品の色素や香り成分、アクなどに含まれています。

体に必要な栄養成分は、たんぱく質、糖質、脂質、ビタミン、ミネラル、食物繊維の6つのグループに分けられるのが一般的。さらに最近では、ファイトケミカルを健康を保つために欠かせない「第7の栄養素」と位置づけることも多いようです。

ファイトケミカルはエネルギー源にはならないため、仮に摂取しなくてもすぐに体に悪影響を及ぼすことはありません。ただし数十年という長い目で見た場合、摂取量の違いが健康状態の差となって現れてきます。

ファイトケミカルの機能についてはまだわかっていない部分も多いのですが、いちばんの特長は強い抗酸化作用です。人間は体に酸素を取り入れ、栄養素を燃やして活動していますが、この時、体内で「活性酸素」が生まれることがあります。活性酸素の問題点は、不飽和脂肪酸と結び付くと「過酸化脂質」という物質になり、細胞膜を破壊したり、ビタミンなどの働きを妨げたりすること。ファイトケミカルは、活性酸素の攻撃から細胞を守る役割を果たしており、がんをはじめ、動脈硬化、脳血管障害、心筋梗塞など、さまざまな生活習慣病の予防に役立っています。

　ファイトケミカルはたいへん種類が豊富で、数千〜1万種以上あるといわれています。たとえばよく知られている「ポリフェノール」は、ひとつの物質を指す名前ではなく、特定の分子構造をもつ植物化合物の総称。ポリフェノールの一種である「フラボノイド」だけでもさらに6グループに分けられ、4000種以上存在すると考えられています。こうした複雑さと種類の多さから、正確に分類することは難しいのが現状です。

　最近ではそれぞれの成分がもつ固有の働きが、少しずつ解明されてきています。ただし、ひとつの植物にも、数十〜数百種類のファイトケミカルが含まれているといわれており、後に紹介する代表的な成分も、例として挙げる食品だけに含まれるわけではありません。健康維持のためには、特定の成分を集中してとるのではなく、いろいろな種類の食品からバランスよく各種の栄養素を摂取していくことが大切です。

アレルギー症状を緩和する

ルテオリン

さまざまなアレルギーを改善

フラボノイドの一種であるルテオリンは、花粉症やアトピー性皮膚炎などのアレルギー症状を改善するのに役立ちます。アレルギー症状の原因となる物質（アレルゲン）が体に入ると、体内でそれに対抗する物質（抗体）がつくられ、粘膜などに存在する肥満細胞の表面にたまっていきます。そして抗体が一定量を超えると、アレルゲンと反応し、肥満細胞からヒスタミンが放出されます。そしてヒスタミンが神経や血管を刺激し、鼻水やかゆみなどのアレルギー症状を引き起こすのです。

アレルギーの改善はがん予防にも

ルテオリンには、ヒスタミンの放出を抑える作用があり、さらにアレルギー反応を強める物質の生産を抑えるのにも役立ちます。アレルギーによって起こる炎症が慢性化すると組織や細胞が傷ついて遺伝子が異変を起こし、がんが発生する危険も高まります。アレルギー症状を改善することは、がんの予防にもつながるといえます。

多く含まれる食品

青じそ
赤じそ
カモミール
ローズマリー
セロリ
ピーマン
セージ
ミント

強い抗酸化力&殺菌力が特長

カテキン

抗酸化作用でがんを防ぐ

カテキンには、ビタミンＣやＥより強い抗酸化作用があります。体内では細胞膜の酸化を防いでがんの発生を予防。さらにがんの転移の原因となる血液の凝固を抑える働きがあることもわかっています。

コレステロールの原料となる胆汁酸の排泄を促してコレステロール値の上昇を抑えるほか、血圧や血糖値の上昇を防ぐ作用もあるため、動脈硬化や高血圧、糖尿病などの予防・改善にも効果を発揮します。

抗菌・抗ウイルス作用も高い

強い殺菌力をもつこともカテキンの特長のひとつ。食中毒を引き起こす黄色ブドウ球菌やボツリヌス菌、Ｏ－１５７のほか、院内感染のもとであるＭＲＳＡ、胃の病気の原因となるピロリ菌などにも有効です。かぜやインフルエンザなどの感染症から体を守る抗ウイルス作用もあります。また、虫歯や口臭を防いだり、腸内の有用菌を増やして腸の働きを整えたりするのにも役立ちます。

多く含まれる食品

緑茶
ウーロン茶
紅茶
てん茶

アントシアニン

疲れ目をいやし、高血圧を予防

目の働きを向上させる

アントシアニンは、目の機能を高める成分として知られています。視神経の働きは、網膜で分解と再合成を繰り返しているロドプシンという色素に支えられています。アントシアニンにはロドプシンの再合成を促す作用があるため、眼精疲労や視力低下の改善、網膜の病気の予防などに効果があります。

生活習慣病予防に役立つ

アントシアニンは動脈硬化の予防や血圧のコントロールにも有効。血圧を上昇させる酵素の働きを抑え、さらに血液に含まれる血小板の凝固を防いで血管をしなやかに保つ効果があるからです。じん帯や腱を丈夫に保つ作用や抗炎症作用、肝臓の機能を高める働きも認められており、さらに臨床試験や動物実験から、血栓をできにくくしたり、脳血管障害や心筋梗塞を予防したりするのに役立つこともわかっています。また、すぐれた抗酸化力もあるため、老化防止やがんなどの生活習慣病を防ぐ効果も期待されています。

多く含まれる食品

ブルーベリー
クランベリー
赤ワイン
紫いも
黒豆

女性ホルモンに似た働きをする

イソフラボン

●女性に多い骨粗しょう症を防ぐ

イソフラボンは、体内に入ると女性ホルモンの一種・エストロゲンに似た働きをすることがわかっています。エストロゲンの役割のひとつが、骨からカルシウムが溶け出すのを防ぐことです。骨がスカスカになる骨粗しょう症は閉経後の女性に多く見られる病気。これは、更年期以降、エストロゲンの分泌量が急激に減るためです。イソフラボンには、エストロゲンの不足を補い、骨を丈夫に保つ効果があります。骨粗しょう症を防ぐため、女性は若いうちからイソフラボンを積極的にとるようにしましょう。

●がんの予防・抑制作用も

イライラやのぼせなど、エストロゲンの不足から起こる更年期の不快な症状も、イソフラボンをとることで改善できることがあります。また、前立腺がんや乳がんを予防し、がん細胞の増殖を防ぐ作用もあります。健康な人の必要量は1日に50㎎程度。納豆なら1パック、豆腐なら半丁ほど食べれば十分です。

多く含まれる食品

枝豆・大豆
豆腐
納豆
凍り豆腐
豆乳
きなこ

フラバノン

高血圧予防や肥満防止に

毛細血管を強くして血圧を調整

ヘスペリジン、ナリンゲニン、ナリンギンなど、柑橘類特有の成分をフラバノンといいます。代表的なヘスペリジンはみかんに多く含まれていますが、含有量が多いのは実ではなく、袋や筋。実に対して袋には50倍、筋には３００倍もの量が含まれています。ヘスペリジンは、体内でコラーゲンをつくるビタミンＣの働きを助け、毛細血管を丈夫にします。血圧降下作用もあるため、高血圧や脳血管障害の予防に効果を発揮します。

血液中の中性脂肪を分解

抗酸化作用も高く、体内の活性酸素を撃退するのにも有効。ヒスタミンの放出を抑える役割も果たすため、かゆみや鼻水といったアレルギー症状をやわらげるのにも役立ちます。

また、ヘスペリジンやナリンギンは、血液中の中性脂肪を分解して脂肪細胞がつくられるのを防ぐため、肥満の予防にも効果的。動物実験では、糖尿病を改善する作用があることも認められています。

多く含まれる食品

みかん
グレープフルーツ
レモン
オレンジ
夏みかん
はっさく

リグナン

肝機能強化&がん、動脈硬化を予防

●肝臓の働きをサポート

リグナンは、セサミン、セサミノールなど数種類の成分の総称。リグナンのうち、ごまに含まれるものをまとめてゴマリグナンと呼ぶこともあります。強い抗酸化作用をもつリグナンは、活性酸素が発生しやすい肝臓に直接作用し、肝機能を強化。飲酒によって肝臓でつくられるアセトアルデヒドの分解をスムーズにして二日酔いや悪酔いを防ぐため、アルコール性肝硬変などの予防にも役立ちます。また、すぐれた抗酸化作用で細胞の老化を防ぐほか、がん細胞の増殖を抑える働きも。大腸がん、乳がん、肝臓がんなどの予防に効果が認められています。

●悪玉コレステロールを減らす

リグナンのもうひとつの効用が、悪玉コレステロールを減らして善玉コレステロールを増やすこと。血中のコレステロール値を下げ、高脂血症などを予防します。リグナンはごまに多く含まれています。有効成分を効率よくとるには、すりごまにするとよいでしょう。

多く含まれる食品

ごま
ごま油

免疫力を高めてがんを防ぐ

含硫化合物（システインスルホキシド）

多く含まれる食品

にんにく
ねぎ
玉ねぎ
にら
らっきょう

●野菜の強い香りのもと

にら、ねぎ、にんにくなど、香りの強い野菜の刺激臭のもととなっているのがシステインスルホキシドの仲間の成分。おもなものに硫化アリルやアリシンなどがあります。強い抗酸化作用をもつほか、免疫力を高める働きもあるので、がん予防に効果を発揮します。抗菌力にもすぐれ、赤痢菌やチフス菌、胃潰瘍などの原因となるピロリ菌にも有効であることが確認されています。また、血液をサラサラにして血栓ができるのを防いだり、血中脂肪を燃焼させてコレステロール値を下げたりする作用も。脳血管障害や高脂血症などの予防にも効果を期待することができます。

●疲労回復にも効果的

システインスルホキシドの一種・アリシンには、ビタミンB_1を長く血液中にとどめて利用効率をアップし、疲労回復を助ける働きがあります。さらに、膵臓の機能を活性化してインスリンの分泌を促し、糖尿病の予防にも役立つと考えられています。

がんや胃の病気の予防に有効

含硫化合物（イソチオシアネート）

●発がん性物質を解毒する

アブラナ科の野菜に含まれる含硫化合物は、イソチオシアネートと呼ばれます。イソチオシアネートの仲間として分類される成分には、スルフォラファンや、ビタミンUとも呼ばれるスルフォニウムクロライドなどがあります。もっとも注目したい働きは、発がん性物質の活性化を抑え、がんになる前の異常な細胞の増殖を阻害してがんを予防する作用。とくにブロッコリーに含まれるスルフォラファンは、たばこの煙や大気、加工食品などに含まれる発がん性物質を解毒する酵素の活性化に役立つこともわかっています。この作用は、成熟したブロッコリーより、新芽（スプラウト）でより強く発揮されます。

●胃の粘膜を守って胃潰瘍を予防

スルフォニウムクロライドには胃酸の分泌を抑えて胃の粘膜を守る働きがあり、胃潰瘍や胃炎の予防・改善に効果的。さらに、白血球を活性化してがん細胞の増殖を防ぐほか、血管をしなやかに保つ作用もあります。

多く含まれる食品

- キャベツ
- ブロッコリー
- カリフラワー
- 芽キャベツ
- 小松菜
- ケール

目の健康維持に欠かせない

ルテイン

光による酸化から目を守る

ルテインは、同じ仲間のゼアキサンチンとともに目の水晶体や黄斑部（網膜の中央部）に存在し、紫外線などの光から目を守る働きをしています。黄斑部は視力を担う大切な組織ですが、加齢によって破壊され、視力を失うことがあります。これを「黄斑変性」といい、高齢者の失明の原因のひとつになっています。体内のルテインの量が不足すると、黄斑変性を発症するリスクが高くなります。予防するためには、食品からルテインをしっかり補給することが大切。ルテインには白内障を防ぐ作用があることもわかっており、目の健康全般のために積極的にとりたい成分のひとつです。

皮膚がんや大腸がんを予防

ルテインにはすぐれた抗酸化力も備わっています。そのため、細胞の老化防止やがんなどを予防する効果も期待することができます。これまでに、皮膚がん、大腸がんなどを抑制する作用があることがわかっています。

多く含まれる食品

ほうれんそう
ブロッコリー
芽キャベツ
リーフレタス
ケール
グリーンピース
にんじん

リコピン

抗酸化力はビタミンEの約100倍

●がん細胞の成長を抑制

リコピンは、カロテンと同じ仲間に属する赤い色素の成分。β-カロテンのように、必要に応じて体内でビタミンAにかわることはありませんが、強力な抗酸化作用をもつことがわかったために注目を集めている成分です。活性酸素を除去するパワーはβ-カロテンの約2倍、ビタミンEの約100倍もあるといわれており、これまでの実験から乳がん、子宮がん、肺がんなどのがん細胞の成長を阻害する作用が確認されています。さらに、たばこの煙に含まれる発がん物質の働きを抑えたり、皮膚がんの原因となる紫外線から肌を守ったりする効果もあるようです。

●トマトなら完熟したものを

リコピンを多く含む代表的な食品がトマトですが、成熟度によってリコピンの含有量が大きく違うので注意が必要です。リコピンをたっぷり摂取するには、完熟したものか、トマトソース、トマトジュースなどの加工品をとるのがおすすめです。

多く含まれる食品

トマト
すいか
ケチャップ
赤ピーマン
グレープフルーツ(ルビー)

グルカン

免疫システムを正常化してがんに対抗

免疫力を高めてがんを防ぐ

グルカンは、ブドウ糖を含む多糖類の総称。代表的なもののひとつが、きのこ類に豊富なβ−グルカンです。β−グルカンは、体内に侵入した異物を除去するマクロファージなどの細胞を活性化させることで免疫力を高め、がんの予防や増殖の抑制に高い効果を発揮します。酵母に含まれるβ１−３グルカンにも同様の効果が確認されています。免疫システムを正常化するため、がんのほかリウマチやアレルギーなどにも効果が期待されています。

糖尿病、動脈硬化予防にも有効

まいたけに含まれるグルカン、ＭＤ−フラクションも注目されている成分のひとつ。体内でマクロファージなどを刺激して活性化させ、免疫力を高めてがんを防ぐ働きがあります。ＭＤ−フラクションとともにまいたけに含まれるＸ−フラクションには、インスリンの分泌を促して血糖値を下げたり、コレステロールの合成・排泄を調節する作用があり、糖尿病や動脈硬化の予防・改善に役立ちます。

多く含まれる食品

しいたけ
まいたけ
なめこ
まつたけ
パン酵母

ヌルヌル成分が胃を健康に

フコイダン

胃粘膜を守り、胃潰瘍を防ぐ

海藻を水に浸すと独特のぬめりが出ますが、このヌルヌルした成分がフコイダンです。海藻のなかでも、こんぶやわかめなど「褐藻類」と呼ばれる茶褐色のものだけに含まれており、Ｆフコイダン、Ｕフコイダン、Ｇフコイダンの３種類に分けられます。フコイダンに共通するおもな作用としては、胃の粘膜の保護と修復、胃潰瘍や十二指腸潰瘍の原因となるピロリ菌の除去、胃の機能の活性化、免疫力のアップなどが挙げられます。

がん予防や肝機能アップの効果も

抗がん作用の高さが注目されているのがＵフコイダン。接触したがん細胞を自滅させる作用があり、がんの増殖を抑えるのに役立ちます。また、血液をサラサラにし、コレステロールを下げる働きもあります。ＦフコイダンとＧフコイダンには、肝機能を高める働きがあることがわかっており、サプリメントなどにも利用されています。がん予防や老化防止にも効果があるといわれています。

多く含まれる食品

こんぶ
わかめ
もずく
めかぶ

動脈硬化やがん対策に

ペクチン

●不溶性、水溶性の2種類がある

ペクチンは、不溶性と水溶性の2種類に分けられます。不溶性のペクチンには、穀物の外皮などに含まれるもののほか、未熟な果物に存在し、熟してくると水溶性にかわるものがあります。果物に多く含まれる水溶性のペクチンは、細胞と細胞をつなぎ合わせる接着剤のような役割を果たしています。果物を煮詰めると、とろみがついてゼリーのようになりますが、これは水溶性のペクチンの働きによるものです。

●コレステロール低下に有効

ペクチンは、コレステロールを原料としてつくられる胆汁酸の吸収を妨げ、排泄を促します。そのため、体内では新たに胆汁酸をつくらなければならず、コレステロールの消費が進みます。その結果、血中のコレステロール値が低下し、高脂血症などの予防に役立ちます。また、腸内の善玉菌を増やして腸の働きを整える作用も。体内の有害物質の排泄が進むため、大腸がんの予防などに有効です。

多く含まれる食品

オートミール
りんご
みかん
レモン
いちご
メロン

多機能なしょうがの辛味成分

ジンゲロール

多く含まれる食品

しょうが

●すぐれたがん予防効果をもつ

ジンゲロールは、しょうがに含まれる辛味成分。本来はショウガオールとジンゲロンという2つの成分の総称ですが、この2つは構造や働きがよく似ているので、まとめてジンゲロールといわれることも多いようです。代謝を活発にし、胃液の分泌を促して食欲を増進させるほか、強い鎮痛作用をもち、炎症や痛みを鎮めるのにも有効。抗酸化力も高く、DNAの損傷を防いでがんを予防する効果もあります。アメリカの国立がん研究所では、がん抑制効果をもつ食品を集めた「デザイナーフーズプログラム」の研究が進められていますが、ジンゲロールが豊富なしょうがは、デザイナーフーズの上位にランクされています。

●抗菌・殺菌作用もある

抗菌・殺菌作用も高いので、食中毒の予防にも有効。ヒスタミンの放出を抑えてアレルギー症状を改善する働きもあります。このほか、発汗・解熱作用、抗血栓作用、脂肪を分解する作用などもあることがわかっています。

タウリン

血圧やコレステロール値を調整する

●血圧の上昇をコントロール

タウリンの効用でまず注目したいのは、交感神経を抑制すること。交感神経が活発になると血管が収縮するため、血圧が上がってしまいます。タウリンは交感神経の作用を抑えて血管の収縮を防ぐため、血圧を正常に保つのに役立つのです。その結果、高血圧によって引き起こされる脳血管障害や心筋梗塞などの病気も防ぐことになります。また、タウリンには心臓のうっ血を防ぐ働きもあり、心不全の治療薬にも使われています。

多く含まれる食品

さざえ
いか
たこ
ほたて貝
とこぶし
魚の血合い

●高脂血症予防や整腸作用も

タウリンには、胆汁の分泌や肝細胞の再生を促進するなど、肝機能を高める作用もあります。胆汁酸の分泌が増えるほど体内のコレステロールも減るため、高脂血症の予防にも効果的。さらに、胆汁酸は小腸の動きを活発にするため、腸内に有害物質が留まる時間が短くなり、悪玉菌の繁殖を防ぐのにも役立ちます。このほか、気管の収縮を抑えて気管支ぜんそくの症状を緩和する働きもあります。

生活習慣病予防と肝機能改善に

サポニン

●脂質の酸化を防ぐ

苦味やえぐみの成分であるサポニンの仲間には、大豆サポニン、ソラニン、イソクリエチゲニンなどがあります。なかにはじゃがいもの芽に含まれるソラニンなど有害なものもあるので、注意が必要です。

サポニン類でもっともとりやすい大豆サポニンは、高い抗酸化作用をもつ成分です。脂質の酸化を防いで代謝を促進し、高脂血症や高血圧、動脈硬化、がんなどの予防・改善にすぐれた効果を発揮します。

●免疫力アップにも有効

大豆サポニンには肝細胞の再生を促す働きがあるため、肝機能の改善にも有効。また、免疫力を高めると同時に細胞の突然変異を抑制する作用があるため、発がんを予防する効果も期待することができます。このほか、イソクリエチゲニンは肺がんや皮膚がん、大腸がんの予防に、ジンセノサイドは免疫力をアップし、がんやエイズウイルスの撃退に役立つといわれています。

多く含まれる食品

大豆
豆腐
納豆
らっきょう
高麗にんじん
にんにく

がんや肝臓障害、動脈硬化を防ぐ

クルクミン

●活性酸素を強力に除去

カレーの色のもととなるスパイス、ターメリック（日本名はウコン）に含まれる黄色い色素。クルクミンは体内に入ると、消化酵素の作用によってさらに強い抗酸化作用をもつテトラヒドロクルクミンという成分に変わります。テトラヒドロクルクミンは活性酸素をパワフルに除去し、腎臓がんや大腸がん、皮膚がんなどを予防することがわかっています。悪玉コレステロールの酸化を抑制するうえ、血栓ができるのを防ぐ作用もあるので、動脈硬化や脳血管障害、心筋梗塞などの予防にも効果的。さらに、胆汁酸の分泌を促し、肝機能を強化する働きもあります。

●糖尿病の合併症を防ぐ効果も期待

糖尿病が悪化すると、白内障、腎不全、動脈硬化などの合併症を引き起こすことがあります。こうした病気は活性酸素による酸化ストレスから起こると考えられていますが、すぐれた抗酸化力をもつクルクミンには、こうした合併症を防ぐ働きも期待されています。

多く含まれる食品

カレー粉
ウコン茶

肥満予防のほかにも効果はいろいろ

カプサイシン

●食べた直後から脂肪を燃やす

とうがらしの辛味成分であるカプサイシンは、ダイエット効果があることでよく知られています。体内に入ったカプサイシンは、中枢神経を刺激してアドレナリンを放出させ、脂肪分解酵素を活性化。そのためエネルギーの代謝が盛んになり、体内にたまった脂肪の分解も進んでいきます。運動で脂肪を燃焼させるには一定の時間動き続ける必要がありますが、カプサイシンによる脂肪の燃焼は、食べた後すぐに始まります。

多く含まれる食品

とうがらし

●辛味の刺激で塩分のとり過ぎを防ぐ

料理にカプサイシンの辛味が加わると、塩分を減らしてもおいしく食べられるようになります。その結果、塩分のとり過ぎを防ぎ、高血圧の予防に役立ちます。また、ウイルスなどから体を守る白血球の働きを高め、免疫力をアップする作用もあります。舌や胃を刺激して食欲不振を改善するほか、胃や腸の内部の殺菌、老化防止、健胃作用など、さまざまな働きをもっています。

豆腐 78
トマト 48
鶏肉 126
にら 40
にんじん 54
にんにく 68
ねぎ 60
ピーマン 46
豚肉 124
ブロッコリー 52
ほうれんそう 42
まぐろ 100
緑茶 134
りんご 96
れんこん 58

脳血管障害

あじ 98
アスパラガス 50
いか 114
かき 112
玉ねぎ 60
納豆 80
ねぎ 60
まぐろ 100

肌のトラブル

アボカド 88
いちご 86
柑橘類 90
キウイフルーツ 92
小松菜 42
ごま 82
卵（鶏卵） 128
鶏肉 126
バナナ 94
ピーマン 46
豚肉 124
ブロッコリー 52
ほうれんそう 42

冷え性

うなぎ 108
かぼちゃ 44
さけ 104
しょうが 66
にら 40
にんにく 68

肥満

こんにゃく 72

疲労

アスパラガス 50
かつお 102
牛肉 122
酢 132
玉ねぎ 60
鶏肉 126
ねぎ 60
ピーマン 46
豚肉 124
やまのいも 70

貧血

あさり 110
かつお 102
牛肉 122
牛乳 130
小松菜 42
たら 106
ひじき 120
ほうれんそう 42

便秘

あしたば 36
キウイフルーツ 92
ごぼう 62
こんぶ 118
さつまいも 74
春菊 38
トマト 48
バナナ 94
りんご 96
れんこん 58

夜盲症

うなぎ 108

まぐろ 100
やまのいも 70
緑茶 134
りんご 96
れんこん 58

高脂血症

アボカド 88
納豆 80

骨粗しょう症

あさり 110
えび 116
きのこ類 84
キャベツ 56
牛乳 130
小松菜 42
ごま 82
こんぶ 118
さけ 104
春菊 38
豆腐 78
納豆 80
ひじき 120
ほうれんそう 42

食中毒

しそ 64

食欲不振

酢 132

心筋梗塞

納豆 80

心臓病

あしたば 36
卵（鶏卵） 128
にら 40

精神不安

玉ねぎ 60
ねぎ 60

痴呆

あじ 98
さといも 76
豆腐 78
まぐろ 100

糖尿病

えび 116
きのこ類 84
ごぼう 62
こんにゃく 72
卵（鶏卵） 128
ひじき 120
ブロッコリー 52
やまのいも 70

動脈硬化

あさり 110
あじ 98
アスパラガス 50
アボカド 88
いか 114
いちご 86
うなぎ 108
えび 116
かき 112
かつお 102
かぼちゃ 44
柑橘類 90
キウイフルーツ 92
きのこ類 84
牛乳 130
紅茶 134
ごぼう 62
小松菜 42
ごま 82
こんにゃく 72
こんぶ 118
さけ 104
さつまいも 74
しそ 64
春菊 38
酢 132
卵（鶏卵） 128
玉ねぎ 60
たら 106

胃・腸の病気

かぼちゃ 44
にら 40
やまのいも 70

かぜ

いちご 86
柑橘類 90
キャベツ 56
紅茶 134
しょうが 66
たら 106
ピーマン 46
緑茶 134

がん

あしたば 36
アスパラガス 50
いか 114
いちご 86
えび 116
かぼちゃ 44
柑橘類 90
キウイフルーツ 92
きのこ類 84
紅茶 134
ごぼう 62
小松菜 42
こんにゃく 72
さけ 104
さつまいも 74
春菊 38
しょうが 66
トマト 48
鶏肉 126
納豆 80
にら 40
にんじん 54
にんにく 68
バナナ 94
ブロッコリー 52
ほうれんそう 42
やまのいも 70
緑茶 134
りんご 96

眼精疲労

にんじん 54

肝臓病

あさり 110
かき 112
さといも 76
たら 106

虚弱体質

牛肉 122

高血圧

あしたば 36
あじ 98
アスパラガス 50
アボカド 88
いか 114
かき 112
かつお 102
きのこ類 84
キャベツ 56
紅茶 134
ごま 82
こんぶ 118
さつまいも 74
さといも 76
しそ 64
春菊 38
しょうが 66
酢 132
玉ねぎ 60
豆腐 78
トマト 48
にんじん 54
ねぎ 60
バナナ 94
ピーマン 46
ひじき 120
ブロッコリー 52

食品別索引

あ

あさり 110
あしたば 36
あじ 98
アスパラガス 50
アボカド 88
いか 114
いちご 86
うなぎ 108
えび 116

か

かき 112
かつお 102
かぼちゃ 44
柑橘類 90
キウイフルーツ 92
きのこ類 84
キャベツ 56
牛肉 122
牛乳 130
紅茶 134
ごぼう 62
小松菜 42
ごま 82
こんにゃく 72
こんぶ 118

さ

さけ 104
さつまいも 74
さといも 76
しそ 64
春菊 38
しょうが 66
酢 132

た

卵（鶏卵） 128
玉ねぎ 60
たら 106
豆腐 78
トマト 48
鶏肉 126

な

納豆 80
にら 40
にんじん 54
にんにく 68
ねぎ 60

は

バナナ 94
ピーマン 46
ひじき 120
豚肉 124
ブロッコリー 52
ほうれんそう 42

ま

まぐろ 100

や

やまのいも 70

ら

緑茶 134
りんご 96
れんこん 58

病気・症状別索引

胃の病気

うなぎ 108
キャベツ 56
さといも 76
しそ 64
しょうが 66
トマト 48
にんにく 68
れんこん 58
牛乳 130

プロフィール

監修●則岡孝子（のりおか たかこ）

岡山県生まれ。女子栄養大学栄養学部卒業。管理栄養士。

京浜女子大学講師を経て、1987年まで同大学助教授。その間、東京農業大学大学院でビタミン研究に従事。現在、横浜創英短期大学教授。東京都予防医学協会の産業栄養指導をつとめるほか、企業の健康管理室、クリニックなどで栄養指導を担当する。日本アルコール医学評議員。

おもな著書（共著も含む）に、『血液がサラサラになる食事と生活』、『健康寿命をのばす食事と生活』（ともに幻冬舎）、『体脂肪を減らす本』（主婦と生活社）、『あなたに必要な栄養成分と食べ物』（河出書房新社）、監修書に『血液サラサラに役立つおいしい食べ物』（同文書院）などがある。『おもいッきりテレビ』（日本テレビ）などテレビ出演も多数。

栄養効果アップの食べ合わせ

監　修
則岡孝子

発行者
宇野文博

発行所
株式会社　同文書院
〒112-0002　東京都文京区小石川5-24-3
TEL（03）3812-7777　FAX（03）3812-7792
振替00100-4-1316

印刷
モリモト印刷株式会社
製本
モリモト印刷株式会社

ISBN4-8103-7759-8　Printed in Japan
●乱丁・落丁本はお取り替えいたします。